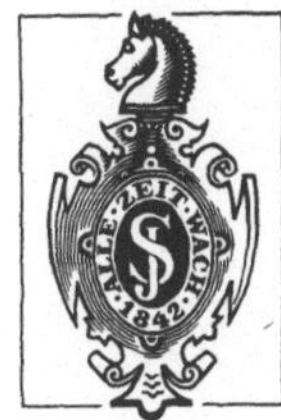

Antidepressiva und Depressionsbehandlung in der ärztlichen Praxis

Herausgegeben von
Hanns Hippius und Eckart Rüther

Mit Beiträgen von
M. Berger   L. Demisch   M. Gastpar
B. Geiselmann   H. Hippius   G. Laakmann
G. Laux   M. Ortner   M. Philipp   A. Rothenberger
E. Rüther   G. Schüssler   M. Wiegand

Mit 8 Abbildungen und 21 Tabellen

Springer-Verlag Berlin Heidelberg New York
London Paris Tokyo

Herausgeber
Professor Dr. Hanns Hippius
Direktor der Psychiatrischen Klinik und Poliklinik
Nußbaumstraße 7
8000 München 2

Professor Dr. Eckart Rüther
Psychiatrische Klinik und Poliklinik
Nußbaumstraße 7
8000 München 2

Sonderausgabe für
FORUM GALENUS MANNHEIM

ISBN-13: 978-3-540-17526-1   e-ISBN-13: 978-3-642-71888-5
DOI: 10.1007/978-3-642-71888-5

CIP-Kurztitelaufnahme der Deutschen Bibliothek
Antidepressiva und Depressionsbehandlung in der ärztlichen Praxis / hrsg. von
Hanns Hippius u. Eckart Rüther. Mit Beitr. von V. Beck ... – Sonderausg. für Forum
Galenus, Mannheim. – Berlin ; Heidelberg ; New York ; London ; Paris ; Tokyo :
Springer, 1987.
(Forum Galenus Mannheim; 16)
ISBN 3-540-17526-1 (Berlin ...)
ISBN 0-387-17526-1 (New York ...)
NE: Hippius, Hanns [Hrsg.]; Beck, Volker [Mitverf.]; Galenus-GmbH ⟨Mannheim⟩ :
Forum Galenus Mannheim

Die Wiedergabe von Gebrauchsnamen, Handelsnamen, Warenbezeichnungen usw.
in diesem Werk berechtigt auch ohne besondere Kennzeichnung nicht zu der
Annahme, daß solche Namen im Sinne der Warenzeichen- und Markenschutz-
Gesetzgebung als frei zu betrachten wären und daher von jedermann benutzt werden dürften.

Produkthaftung: Für Angaben über Dosierungsanweisungen und Applikationsformen kann vom Verlag keine Gewähr übernommen werden. Derartige Angaben
müssen vom jeweiligen Anwender im Einzelfall anhand anderer Literaturstellen auf
ihre Richtigkeit überprüft werden.

Satz, Druck und Bindung: Appl, Wemding
2125/3145-543210

Vorwort

Die große Häufigkeit psychiatrischer Erkrankungen in der Bevölkerung hat in den letzten Jahren dazu geführt, viele diagnostische und auch therapeutische Aufgaben des Psychiaters in die Praxis des Allgemeinarztes und Internisten hineinzutragen. Diese Entwicklung zeichnet sich auch in der erheblichen Zunahme des Einsatzes von Psychopharmaka – insbesondere von Benzodiazepin-Tranquilizern und Antidepressiva – außerhalb der psychiatrischen Praxis ab.

Voraussetzung für eine adäquate Versorgung psychisch kranker Patienten ist, daß bei den nicht-fachpsychiatrisch ausgebildeten Ärzten ausreichende Kompetenzen und Kenntnisse auch auf dem Gebiet der Pharmako-Psychiatrie vorliegen. Die Erfahrungen aus Fortbildungsveranstaltungen zeigen, daß auf einigen Gebieten der Psychopharmakatherapie und der Behandlung von Depressionen erhebliche Unsicherheiten und Informationsbedürfnisse bestehen.

Die Zielsetzung der 1. Psychiatrischen Gespräche am Gasteig war es, gerade diese aktuellen Probleme aufzugreifen, um nach einer ausführlichen Expertendiskussion praktikable Therapieempfehlungen formulieren zu können. Die zu diesem Expertengespräch eingeladenen Psychiater waren aufgefordert, zu verschiedenen Fragestellungen zunächst ein kurzes Statement abzugeben. In der anschließenden ausführlichen Diskussion sollte ein Konsens bezüglich der an den niedergelassenen Allgemeinarzt und Internisten weitergegebenen Therapieempfehlungen erarbeitet werden. Es wurde bewußt auf ein Auditorium verzichtet, um eine möglichst freie und offene Diskussion zu gewährleisten. Die Vielschichtigkeit der Materie brachte es mit sich, daß nicht in allen Fragen Einigkeit über die zu empfehlenden Behandlungsstrategien erzielt werden konnte. Die Herausgeber haben sich bemüht, klare Behandlungsrichtlinien festzulegen und dabei weitgehend den unterschiedlichen Auffassungen gerecht zu werden.

Wir hoffen, mit diesem Band einen Beitrag zu leisten, den niedergelassenen Allgemeinarzt und Internisten in seinem Bemühen bei der Behandlung psychisch kranker Patienten sicherer zu machen.

München, im Februar 1987

H. HIPPIUS
E. RÜTHER

Inhaltsverzeichnis

Verzeichnis der Anschriften

Dr. V. Beck
GALENUS MANNHEIM GmbH
Leiter Medizinisch-Wissenschaftliche Abteilung
Geheimrat-Haas-Platz 50
6800 Mannheim 31

Prof. Dr. M. Berger
Zentralinstitut für Seelische Gesundheit
J 5
6800 Mannheim 1

Dr. L. Demisch
Zentrum der Psychiatrie
Klinikum der Johann-Wolfgang-Goethe-Universität
Heinrich-Hoffmann-Str. 10
6000 Frankfurt 71

PD Dr. M. Gastpar
Psychiatrische Universitätsklinik Basel
Wilhelm Klein-Str. 27
CH-4025 Basel

Dr. B. Geiselmann
Psychiatrische Klinik und Poliklinik der Freien Universität
Berlin
Eschenallee 3
1000 Berlin 19

Prof. Dr. H. Hippius
Psychiatrische Klinik und Poliklinik
der Universität München
Nußbaumstr. 7
8000 München 2

PD Dr. G. Laakmann
Psychiatrische Klinik und Poliklinik
der Universität München
Nußbaumstr. 7
8000 München 2

Dr. G. Laux
Universitäts-Nerven- und Poliklinik Würzburg
Füchsleinstr. 15
8700 Würzburg

Dr. M. Ortner
Psychiatrische Klinik und Poliklinik
der Universität München
Nußbaumstr. 7
8000 München 2

Dr. M. Philipp
Klinikum der Johannes-Gutenberg-Universität Mainz
Psychiatrische Klinik
Langenbeckstr. 1
6500 Mainz

PD Dr. A. Rothenberger
Klinik für Kinder- und Jugendpsychiatrie am
Zentralinstitut für Seelische Gesundheit
J 5
6800 Mannheim 1

Prof. Dr. E. Rüther
Psychiatrische Klinik und Poliklinik der Universität München
Nußbaumstraße 7
8000 München 2

Dr. G. Schüssler
Georg-August-Universität Göttingen
Zentrum: Psychologische Medizin
Abt. Psychosomatik
von Sieboldstr. 5
3400 Göttingen

Dr. M. Wiegand
Max-Planck-Institut für Psychiatrie
Kraepelinstraße 10
8000 München 40

Differentialdiagnostische Aspekte zum Einsatz von Benzodiazepinen und Neuroleptika in der Depressionsbehandlung. Wie ist mit Antidepressiva zu kombinieren?

G. Laakmann und M. Ortner

Das Thema „Differentialdiagnostische Aspekte und Einsatz von Benzodiazepinen und Neuroleptika in der Depressionsbehandlung" kann in zwei Themenbereiche aufgegliedert werden.

Der erste Themenbereich umfaßt die differentialdiagnostischen Aspekte, die bei der Depressionsbehandlung eine wichtige Rolle spielen, während im zweiten Teil der Einsatz von Benzodiazepinen und Neuroleptika in der Depressionsbehandlung erörtert wird.

Bei der Komplexität beider Themenbereiche kann die Erörterung nur unvollständig sein, so daß im folgenden nur auf einige für die Praxis wichtigen Punkte eingegangen werden soll.

Differentialdiagnostische Aspekte

Ähnlich wie bei Erkrankungen aus anderen medizinischen Fachdisziplinen ist es notwendig, auch bei psychischen Erkrankungen vor der Behandlung des Patienten eine den Praxisbedingungen entsprechende, möglichst umfassende Diagnostik zu betreiben.

In diesem Zusammenhang erscheint es wichtig, den diagnostischen Prozeß kurz zu erörtern, wobei Begriffe wie

- Erhebung des psychopathologischen Befunds,
- Verlaufskriterien und
- ätiologische Faktoren

zu nennen sind.

Der psychopathologische Befund wird vorwiegend im Rahmen eines ärztlich-diagnostischen Gesprächs erhoben.

Neben den vom Patient spontan geschilderten Beschwerden kann der Arzt mit Hilfe eines Fragebogens (Hamilton 1976) gezielt die depressive Symptomatik abfragen (Abb. 1).

Alle erhobenen Symptome können im Rahmen eines *depressiven Syndroms* auftreten.

Als Syndrom wird in diesem Zusammenhang ein *Symptomenkomplex* verstanden.

Treten neben der depressiven Stimmung andere Symptome wie Hemmung, Agitation und Angst oder Vitalstörungen in den Vordergrund des Beschwerdebildes, kann dementsprechend von einem

- gehemmt-depressiven Syndrom
- ängstlich-agitiert-depressives Syndrom
- vital-gestört-depressiven Syndrom

gesprochen werden.

Der nächste diagnostische Schritt ist die Erhebung der Altanamnese; hierbei sind besonders die Verlaufskriterien zu nennen.

Zu achten ist z.B. auf frühere Erkrankungen, in deren Verlauf möglicherweise depressive oder manische Phasen aufgetreten sind.

Bei den sog. *ätiologischen Faktoren* wird davon ausgegangen, daß es Faktoren gibt, die zur Entstehung der Erkrankung beitragen bzw. diese auslösen können.

Besonders ist auf *hereditäre Faktoren* zu achten. Depressive und manische Erkrankungen treten oft familiär gehäuft auf. Bei der Erhebung der Familienanamnese sollte besonders nach Suiziden oder Suizidversuchen gefragt werden.

Liegen derartige Faktoren vor, so ist eher an eine *endogene Depression* zu denken.

Prüfungsnummer	Testcode	Patient/Proband laufende Nr.	Prüftag Nr.	Nr. der Messung	Prüf- stelle	Prüfer-Nr.		**CIPS**

Code des Patienten/Probanden | Datum Tag | Monat | Jahr | Tageszeit Stunde | Medikation

Initialen des Probanden (Patienten)

Unterschrift des Untersuchers

Collegium Internationale Psychiatriae Scalarum

HAMD
Hamilton Depression Scale

Anleitung
Bitte jeweils nur die zutreffende Ziffer ankreuzen! Bitte alle Feststellungen beantworten!

1. Depressive Stimmung (Gefühl der Traurigkeit, Hoffnungslosigkeit, Hilflosigkeit, Wertlosigkeit)

Keine	0
Nur auf Befragen geäußert	1
Vom Patienten spontan geäußert	2
Aus dem Verhalten zu erkennen (z. B. Gesichtsausdruck, Körperhaltung, Stimme, Neigung zum Weinen)	3
Patient drückt FAST AUSSCHLIESSLICH diese Gefühls- zustände in seiner verbalen und nicht verbalen Kommuni- kation aus	4

2. Schuldgefühle

Keine	0
Selbstvorwürfe, glaubt Mitmenschen enttäuscht zu haben	1
Schuldgefühle oder Grübeln über frühere Fehler und „Sünden"	2
Jetzige Krankheit wird als Strafe gewertet, Versündigungs- wahn	3
Anklagende oder bedrohende akustische oder optische Halluzinationen	4

3. Suizid

Keiner	0
Lebensüberdruß	1
Todeswunsch, denkt an den eigenen Tod	2
Suizidgedanken oder entsprechendes Verhalten	3
Suizidversuche (jeder ernste Versuch ≙ 4)	4

4. Einschlafstörung

Keine	0
Gelegentliche Einschlafstörung (mehr als 1/2 Stunde)	1
Regelmäßige Einschlafstörung	2

5. Durchschlafstörung

Keine	0
Patient klagt über unruhigen oder gestörten Schlaf	1
Nächtliches Aufwachen bzw. Aufstehen (falls nicht nur zur Harn- oder Stuhlentleerung)	2

6. Schlafstörungen am Morgen

Keine	0
Vorzeitiges Erwachen, aber nochmaliges Einschlafen	1
Vorzeitiges Erwachen ohne nochmaliges Einschlafen	2

7. Arbeit und sonstige Tätigkeiten

Keine Beeinträchtigung	0
Hält sich für leistungsunfähig, erschöpft oder schlapp bei seinen Tätigkeiten (Arbeit oder Hobbies) oder fühlt sich entsprechend.	1
Verlust des Interesses an seinen Tätigkeiten (Arbeit oder Hobbies), muß sich dazu zwingen. Sagt das selbst oder läßt es durch Lustlosigkeit, Entscheidungslosigkeit und sprung- hafte Entschlußänderungen erkennen.	2
Wendet weniger Zeit für seine Tätigkeiten auf oder leistet weniger. Bei stationärer Behandlung Ziffer 3 ankreuzen, wenn der Patient weniger als 3 Stunden an Tätigkeiten teilnimmt. Ausgenommen Hausarbeiten auf der Station.	3
Hat wegen der jetzigen Krankheit mit der Arbeit aufgehört. Bei stationärer Behandlung ist Ziffer 4 anzukreuzen, falls der Patient an keinen Tätigkeiten teilnimmt, mit Ausnahme der Haus- arbeit auf der Station, oder wenn der Patient die Hausarbeit nur unter Mithilfe leisten kann.	4

8. Depressive Hemmung (Verlangsamung von Denken und Sprache; Konzentrationsschwäche, reduzierte Motorik)

Sprache und Denken normal	0
Geringe Verlangsamung bei der Exploration	1
Deutliche Verlangsamung bei der Exploration	2
Exploration schwierig	3
Ausgeprägter Stupor	4

9. Erregung

Keine	0
Zappeligkeit	1
Spielen mit den Fingern, Haaren usw.	2
Hin- und herlaufen, nicht still sitzen können	3
Händeringen, Nägelbeißen, Haareraufen, Lippenbeißen usw.	4

10. Angst — psychisch

Keine Schwierigkeit	0
Subjektive Spannung und Reizbarkeit	1
Sorgt sich um Nichtigkeiten	2
Besorgte Grundhaltung, die sich im Gesichtsausdruck und in der Sprechweise äußert	3
Ängste werden spontan vorgebracht	4

11. Angst — somatisch
Körperliche Begleiterscheinungen der Angst wie:
Gastrointestinale (Mundtrockenheit, Winde, Verdauungsstörungen, Durchfall, Krämpfe, Aufstoßen) — Kardiovasculäre (Herzklopfen, Kopfschmerzen) — Respiratorische (Hyperventilation, Seufzen) — Pollakisurie — Schwitzen

Keine	0
Geringe	1
Mäßige	2
Starke	3
Extreme (Patient ist handlungsunfähig)	4

HAMD

Hamilton Depression
Scale
Seite 2

12. Körperliche Symptome — gastrointestinale		**17. Krankheitseinsicht**	
keine	0	Patient erkennt, daß er depressiv und krank ist	0
Appetitmangel, ißt aber ohne Zuspruch. Schweregefühle im Abdomen	1	Räumt Krankheit ein, führt sie aber auf schlechte Ernährung, Klima, Überarbeitung, Virus, Ruhebedürfnis etc. zurück	1
Muß zum Essen angehalten werden. Verlangt oder benötigt Abführmittel oder andere Magen-Darmpräparate	2	Leugnet Krankheit ab	2

13. Körperliche Symptome — allgemeine

18. Tagesschwankungen
a. Geben Sie an, ob die Symptome schlimmer am Morgen oder am Abend sind. Sofern KEINE Tagesschwankungen auftreten, ist 0 (≙ keine Tagesschwankungen) anzukreuzen.

Keine	0	Keine Tagesschwankungen	0
Schweregefühl in Gliedern, Rücken oder Kopf. Rücken-, Kopf- oder Muskelschmerzen. Verlust der Tatkraft, Erschöpfbarkeit	1	Symptome schlimmer am Morgen	1
Bei jeder deutlichen Ausprägung eines Symptoms 2 ankreuzen	2	Symptome schlimmer am Abend	2

14. Genitalsymptome wie etwa: Libidoverlust, Menstruationsstörungen etc.

b. Wenn es Schwankungen gibt, geben Sie die Stärke der SCHWANKUNGEN an. Falls es KEINE gibt, kreuzen Sie 0 (≙ keine) an.

Keine	0	Keine	0
Geringe	1	Gering	1
Starke	2	Stark	2

15. Hypochondrie

19. Depersonalisation, Derealisation wie etwa: Unwirklichkeitsgefühle, nihilistische Ideen

		Keine	0
Keine	0	Gering	1
Verstärkte Selbstbeobachtung (auf den Körper bezogen)	1	Mäßig	2
Ganz in Anspruch genommen durch Sorgen um die eigene Gesundheit	2	Stark	3
		Extrem (Patient ist handlungsunfähig)	4
Zahlreiche Klagen, verlangt Hilfe etc.	3	**20. Paranoide Symptome**	
Hypochondrische Wahnvorstellungen	4		

16. Gewichtsverlust (entweder a oder b ankreuzen)
a. Aus Anamnese

		Keine	0
		Mißtrauisch	1
Kein Gewichtsverlust	0	Beziehungsideen	2
Gewichtsverlust wahrscheinlich in Zusammenhang mit jetziger Krankheit	1	Beziehungs- und Verfolgungswahn	3
			☐
Sicherer Gewichtsverlust laut Patient	2	**21. Zwangssymptome**	

b. Nach wöchentlichem Wiegen in der Klinik, wenn Gewichtsverlust

		Keine	0
weniger als 0,5 kg/Woche	0	Gering	1
mehr als 0,5 kg/Woche	1	Stark	2
mehr als 1 kg/Woche	2		☐

Bitte prüfen Sie, ob Sie alle Feststellungen zutreffend beantwortet haben!

Score 1 ☐☐

Abb. 1. Hamilton Depressionsskala

Als weiterer ätiologischer Faktor ist die sog. *Auslösesituation* einer Erkrankung zu beurteilen. Hierbei muß berücksichtigt werden, in wie weit die psychosoziale Situation des Patienten als Ursache für eine depressive Verstimmung angesehen werden kann. Akute oder chronische Konflikte können so besonders zur Manifestation einer *neurotisch-reaktiven Depression* beitragen.

Bei einer *körperlich-begründbaren* psychischen Erkrankung, die ebenfalls als depressives Syndrom sichtbar werden kann, ist es wichtig, einen körperlichen Untersuchungsbefund zu erheben. Dabei ist besonders auf chronisch-somatische Erkrankungen, Leiden im zerebralen Bereich oder Alterserkrankungen zu achten. Unter Berücksichtigung von Verlaufsform und ätiologischen Faktoren scheint es in vielen Fällen möglich, daß die an sich unspezifischen depressiven Syndrome einer nosologischen Krankheitseinheit wie der *endogenen,* der *psychogenen* oder der *körperlich begründbaren Depression* zuzuordnen sind (Tabelle 1).

Einsatz von Benzodiazepinen und Neuroleptika in der Depressionsbehandlung

Bevor im weiteren Verlauf der Behandlung der Einsatz von Benzodiazepinen oder Neuroleptika in der Depressionsbehandlung erörtert wird, erscheint es wichtig, darauf hinzuweisen, daß die pharmakotherapeutische Behandlung depressiver Syndrome vorrangig mit Antidepressiva vorgenommen werden soll.

Hierbei kann entsprechend der mehr oder weniger vorhandenen Agitiertheit mit antriebssteigernden oder psychomotorisch dämpfenden Antidepressiva behandelt werden (Tabelle 2).

Vor Durchführung einer syndromgerichteten Psychopharmakotherapie muß der behandelnde Arzt sich darüber im Klaren sein, inwieweit das depressive Syndrom im Rahmen einer endogenen, neurotischen oder körperlich begründbaren Depression auftritt; dies insbesondere in Hinblick auf die Entschei-

Tabelle 1. Diagnose und Differentialdiagnose des depressiven Syndroms

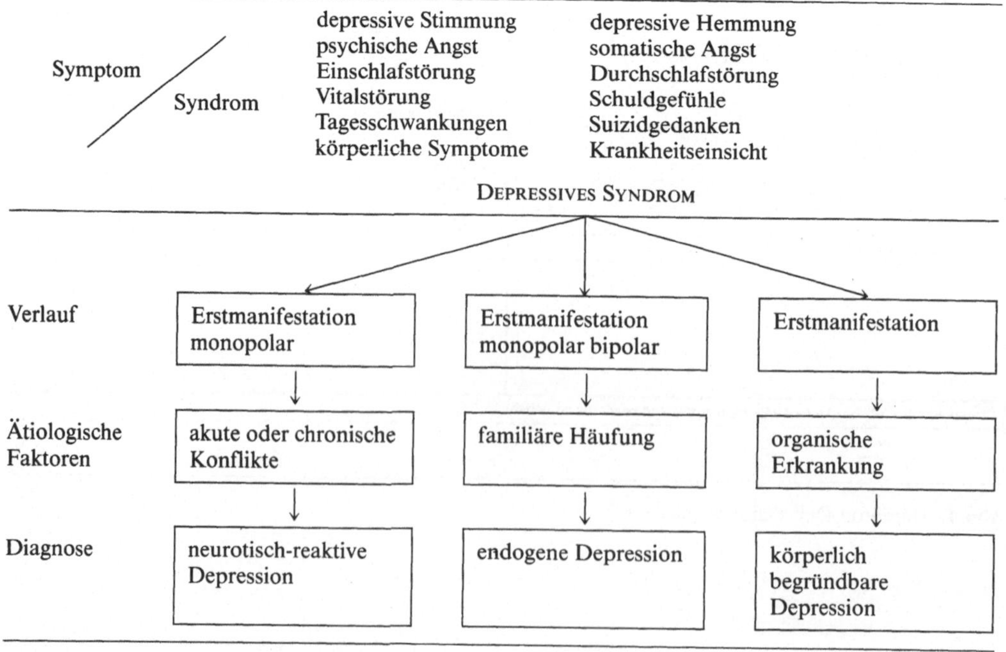

Tabelle 2. Zielsyndrome für *einige* Antidepressiva. Antidepressiva in der mittleren Säule können beiden Syndromen zugeordnet werden. (Aus Benkert und Hippius 1986)

Gehemmt-depressives Syndrom		Agitiert-ängstlich-depressives Syndrom
Desipramin	Clomipramin	Amitriptylin
Nortriptylin	Dibenzepin	Amitriptylinoxid
	Imipramin	Doxepin
	Maprotilin	Mianserin
	Tranylcypromin	Trazodon

dung, ob z. B. psychotherapeutische oder internistische Behandlungsverfahren zusätzlich zur Anwendung kommen sollen.

Obwohl weiterhin Antidepressiva als Mittel der 1. Wahl bei einem depressiven Syndrom angesehen werden, soll kurz auf den Einsatz von Benzodiazepinderivaten bzw. Neuroleptika bzw. deren Kombinationsmöglichkeiten mit Antidepressiva eingegangen werden. Zu denken ist an eine solche Kombination dann, wenn Antidepressiva entsprechend ihrem Wirkspektrum bei der Behandlung eines Patienten nicht mehr alleine ausreichen. In diesem Zusammenhang erscheinen die sedierende und anxiolytische Wirkung von Benzodiazepinderivaten und die antipsychotische Wirkung von Neuroleptika nutzbar.

Bei suizidalen, ängstlich- oder agitiert-depressiven Patienten ist zu Beginn der Behandlung die therapeutische Wirkung von Antidepressiva oft noch unzureichend, so daß eine gleichzeitige Verabreichung von Antidepressiva und Benzodiazepinen angezeigt sein könnte. Empfehlenswert ist dann eine kurzfristige Kombinationsbehandlung, bei der, unter Berücksichtigung einer eventuell wieder auftretenden suizidalen Symptomatik, die Benzodiazepine vor Beendigung der Antidepressivatherapie wieder abgesetzt werden sollten.

Ein anderes Vorgehen ist bei Patienten, bei denen eine relative oder absolute Kontraindikation für Benzodiazepine (z. B. Alkoholismus, Benzodiazepin-Abhängigkeit, Myasthenia gravis) vorliegt, angezeigt.

Bei diesen Patienten kann an Stelle des Benzodiazepinderivats das Antidepressivum mit einem Neuroleptikum kombiniert werden.

Beim paranoid-depressiven Syndrom erscheint die Kombination von Antidepressiva und Neuroleptika vertretbar. Dies ist besonders bei Patienten, die an einem nihilistischen- oder hypochondrischen Wahn bzw. an einem Schuldwahn leiden, zu erwägen. Bei derartigen Patienten kann die Wahnsymptomatik oft günstig durch die Gabe von Neuroleptika beeinflußt werden. Eine engmaschige Betreuung des Patienten unter Berücksichtigung der Suizidalität erscheint unumgänglich.

Zur Monotherapie depressiver Syndrome mit Neuroleptika und Benzodiazepinderivaten sollen noch folgende Bemerkungen gemacht werden:

Eine Monotherapie depressiver Syndrome mit Neuroleptika erscheint auf Grund der z. Z. vielfältig angebotenen Antidepressiva bei derzeit noch fraglichem Therapieerfolg kaum indiziert. Eher scheint die in letzter Zeit vielfältig aufgeworfene Frage überlegenswert, ob nicht eine Monotherapie mit einem Benzodiazepinderivat bei depressiven Patienten vertretbar ist. Diese Überlegung basiert besonders auf Resultaten von verschiedenen amerikanischen Studien, in denen gezeigt wurde, daß Alprazolam, ein Benzodiazepinderivat, bei ambulanten, depressiven Patienten über 6 Wochen eine gleich gute therapeutische Wirkung zeigte wie Amitriptylin, Imipramin (Feighner et al. 1983) oder Doxepin (Rickels et al. 1985) und eine signifikant bessere als Placebo. Bei einer von der Münchner „Studiengruppe - Psychopharmaka in der ärztlichen Praxis" durchgeführten Studie wurde die Wirkung von Amitriptylin im Vergleich zu Alprazolam ebenfalls bei depressiven Patienten untersucht. In der Gesamtauswertung der Untersuchung wurde kein signifikanter therapeutischer Unterschied zwischen beiden Präparaten gefunden. Bei der weiteren Analyse der Daten ergab sich aber, daß bei Patienten, die an einem leicht oder mittelschwer depressiven Syndrom erkrankt waren, beide Präparate gleich gute therapeu-

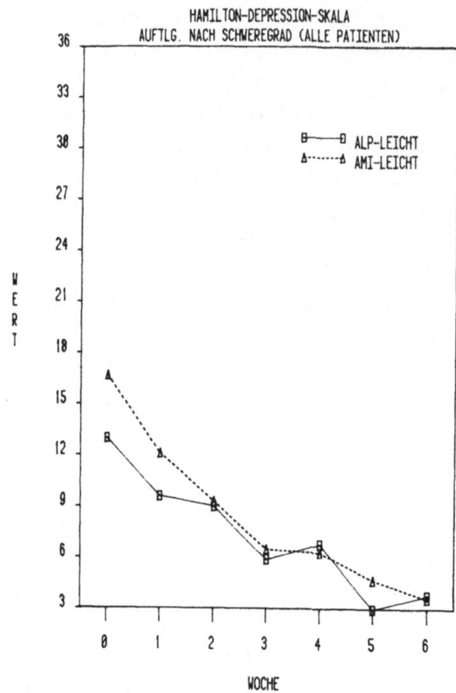

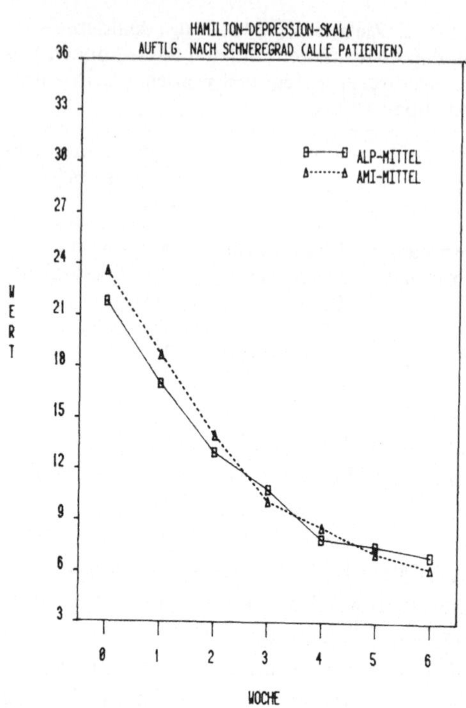

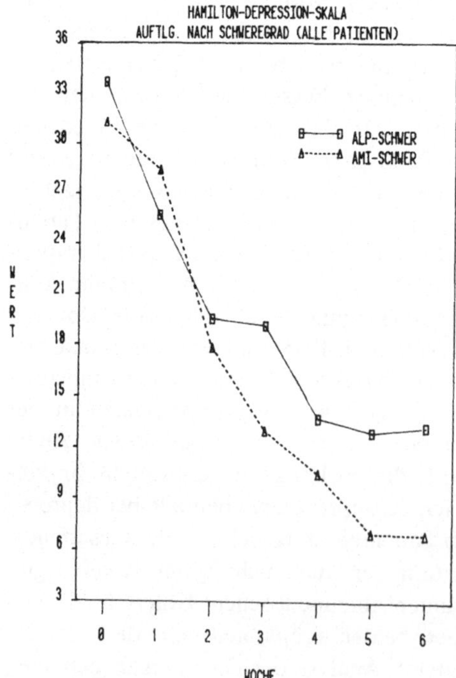

Abb. 2. Verlauf der Punktwerte in der HAMD von „leicht", „mittel" und „schwer" kranken Patienten (CGI, Tag 0, Item I) unter einer Therapie mit Alprazolam (□———□ ALP) oder Amitriptylin (△ - - - - - △ AMI)

tische Effekte erzielten. Bei Patienten, die an einem schwer depressiven Syndrom erkrankt waren, war Amitriptylin signifikant besser als Alprazolam (Abb. 2) (Laakmann et al. 1986).

Somit konnten bei leicht und mittelschwer depressiven Syndromen mit Alprazolam bei besserer Verträglichkeit ein gleich guter therapeutischer Effekt erzielt werden wie mit Amitriptylin.

In einer weiteren Untersuchung in den USA wurde gezeigt, daß bei depressiven Patienten Alprazolam signifikant besser wirkt als Diazepam (Rickels 1986).

Wie weit sich eine differenzierte Pharmakotherapie anhand des Schweregrads der depressiven Symptomatik durchsetzt, bleibt aber für den ambulanten Bereich abzuwarten.

Abschließend sollen noch einmal die wichtigsten Punkte zusammengefaßt werden:

Vor einer Pharmakotherapie scheint eine möglichst ausführliche Diagnostik notwendig. Bei depressiven Syndromen, besonders unter Berücksichtigung von Verlaufskriterien und ätiologischen Faktoren, soll eine möglichst gute Zuordnung des Krankheitsbildes zu einer endogenen, neurotischen oder körperlich-begründbaren Depression vorgenommen werden.

Neben der primären Therapie mit Thymoleptika sollte entsprechend dem Krankheitsbild erwogen werden, inwieweit psychotherapeutische Behandlungsverfahren oder die Therapie der körperlichen Grunderkrankung angezeigt sind.

Neben einer primären Monotherapie mit Antidepressiva scheint, besonders bei suizidalen Patienten, die zusätzliche Gabe von Benzodiazepinderivaten, oder bei wahnhaften Patienten die zusätzliche Gabe von Neuroleptika vertretbar.

Die alleinige Behandlung depressiver Syndrome mit Benzodiazepinderivaten oder Neuroleptika scheint wenig empfehlenswert, es sei denn, es bewährt sich die Therapie mit Benzodiazepinderivaten bei der Behandlung leichter oder mittelschwerer depressiver Syndrome in der Praxis.

Literatur

Benkert O, Hippius H (1986) Psychiatrische Pharmakotherapie. Springer, Berlin Heidelberg New York Tokyo

Feighner JP, Aden GC, Fabre LF, Rickels K, Smith WT (1983) Comparison of alprazolam, imipramine, and placebo in the treatment of depression. JAMA 249: 3057–3064

Hamilton M (1976) 049 HAMD. Hamilton Depression Scale. In: Guy W (ed) ECDEU Assessment Manual for Psychopharmacology. Revised Edition. Rockville, Maryland, S 179–192

Laakmann G, Blaschke D, Hippius H, Messerer D (1986) Wirksamkeits- und Verträglichkeitsvergleich von Alprazolam gegen Amitriptylin bei der Behandlung von depressiven Patienten in der Praxis des niedergelassenen Allgemein- und Nervenarztes. In: Hippius H et al. (Hrsg) Benzodiazepine – Rückblick und Ausblick. Springer, Berlin Heidelberg New York Tokyo, S 139–147

Rickels K (1986) Benzodiazepine in der Behandlung von Angstsyndromen (Angst, Panik, Phobien). In: Hippius H et al (Hrsg) Benzodiazepine – Rückblick und Ausblick. Springer, Berlin Heidelberg New York Tokyo, S 84–94

Rickels K, Feighner JP, Smith WT (1985) Alprazolam, amitriptyline, doxepine, and placebo in the treatment of depression. Arch Gen Psychiatry 42: 134–141

Diskussion

Hippius: Für die Diskussion grenzen sich m. E. zwei Themenkomplexe ab. Einmal hat sich Herr Laakmann zu der Differentialdiagnose, zum diagnostischen Prozeß geäußert, das sollten wir als einen Komplex diskutieren und daraus etwas Übersetzbares für den Allgemeinarzt machen. Zweitens sollten wir die Indikationen für mögliche Kombinationen von Antidepressiva mit Tranquilizern oder Neuroleptika aufzeigen.

Gastpar: Ist es nicht so, daß der Praktiker die Entscheidung über die einzuleitende Pharmakotherapie nach Erhebung des Syndroms und unter Beachtung des Schweregrades entscheidet und sich erst sehr viel später - gelegentlich bei Mißerfolg - um die nosologische Dianostik kümmert?

Philipp: Für mich stellt sich auch die Frage, ob die Entscheidung über eine Pharmakotherapie bei depressiven Patienten tatsächlich erst nach der nosologischen Einordnung sinnvoll ist, oder ob sie nicht sinnvoller schon auf der Symptomebene zu treffen ist. Unter der Voraussetzung einer Ausgrenzung der körperlich begründbaren Depression hat die weitere nosologische Differenzierung zwischen einer psychogenen und einer endogenen Depression für den Praktiker wohl keine Relevanz mehr für die akute Therapie. Ich würde dies gerne folgendermaßen begründen: Das eine ist m. E. die extreme Schwierigkeit des Praktikers in der Differenzierung zwischen psychogener und endogener Depression. Zum anderen stellt sich mir die Frage nach der Relevanz, der prädiktiven Wertigkeit dieser Differenzierung für das Ansprechen eines Patienten auf Antidepressiva. Und ich sehe die dritte Problematik jedes Praktikers darin, überhaupt festzustellen, ob ein depressives Syndrom vorliegt oder ob es sich nur um eine depressive Verstimmung handelt, also eine Veränderung im rein kognitiven Bereich. Meiner Erfahrung nach besteht hier die größte Unsicherheit, und da sehe ich ein Bedürfnis des Praktikers, einfach handhabbare Regeln an die Hand zu bekommen, wie er ein depressives Syndrom diagnostizieren kann.

Beck: Herr Laakmann, Sie haben Vergleichsstudien von Alprazolam und klassischen Trizyklika, wie Amitriptylin und Doxepin angeführt. Wenn tatsächlich bei leichten und mittelschweren Depressionen keine Unterschiede in der therapeutischen Wirksamkeit gegeben sind, dagegen bei schweren Depressionen und bei endogenen Depressionen die Wirksamkeit des Trizyklikums besser ist, wie soll erstens der niedergelassene Praktiker diesen Depressionsschweregrad diagnostizieren, der noch für das Alprazolam als „therapierbar" erscheint? Zweitens, wenn Alprazolam bei endogenen Depressionen nicht eingesetzt werden soll, ist der Praktiker doch wieder gehalten, eine nosologische Einordnung vorzunehmen, eine Differenzierung, die, wie Herr

Philipp schon sagte, dem Praktiker erhebliche Schwierigkeiten bereitet.

Schüssler: Es ist die Frage, ob eine syndromgerichtete Therapie überhaupt möglich ist. Die Ergebnisse zeigen doch, daß Antidepressiva alle relativ gleich und ähnlich wirken. Wir beziehen uns in Deutschland zwar immer wieder auf das Kielholz-Schema, aber große Übersichtsarbeiten zeigen, daß alle Antidepressiva ein vergleichbares Wirkspektrum zeigen – mit ganz wenigen Ausnahmen, wie z. B. die MAO-Hemmer. Die Praktiker – so ist unsere Erfahrung aus der Zusammenarbeit mit ihnen – stellen vorwiegend erst einmal eine Ganzheitsdiagnose; sie betrachten den Menschen in seinem gesamten Umfeld. Für den Praktiker stellt sich dann die Frage: Ist es eine Depression, die behandlungsbedürftig ist, und welcher Schweregrad besteht? Leichtere Depressionen werden auch mit Benzodiazepinen behandelt, schwere eher dem Facharzt überwiesen oder – wenn der Kollege über eigene Erfahrungen verfügt – auch mit Antidepressiva behandelt.

Laux: Dieses Thema, Differentialdiagnose und dann Differentialtherapie, ist, wie wir alle wissen, außerordentlich schwierig. Nach meiner Erfahrung ist die Situation der niedergelassenen Nichtfachärzte die, daß sie zwar inzwischen depressive Erkrankungen dank der Aufklärungsarbeit erkennen. Nach wie vor gibt es jedoch Schwierigkeiten, Angsterkrankungen und psychosomatische Störungen im weitesten Sinne ganz klar differentialdiagnostisch von depressiven Erkrankungen zu trennen, was erhebliche Auswirkungen auf die einzuleitenden Behandlungsmaßnahmen hat. Herr Laakmann hat jetzt mit dem Alprazolam ein Benzodiazepinderivat in die Therapie eingebracht. In diesem Zusammenhang möchte ich darauf hinweisen, daß wir den Praktikern über Jahre, um nicht zu sagen über Jahrzehnte, zu Recht den Vorwurf machten, sie würden Depressionen nur mit Benzodiazepinen, also falsch, behandeln. Ich möchte daran erinnern, daß dieses Triazolo-Benzodiazepin bezüglich der Therapiedauer eine BGA-Zulassung für 3 Monate hat. Sie haben sehr zu Recht ausgeführt, daß es in der Depressionsbehandlung sehr oft um eine Langzeittherapie, um eine Erhaltungstherapie, geht. Aufgrund Ihrer Empfehlungen wird sich dann der Praktiker z.B. fragen, ob er bei einer leichteren Depression initial nun doch wieder mit einem Benzodiazepin behandeln soll, das dann aber wieder abgesetzt werden muß. Wir alle, gerade auch Herr Rüther, wissen, welche Probleme dann bereits wieder entstehen können, wenn eine Indikation für eine längerfristige Therapie besteht. Denn dann müssen wir das Benzodiazepin wieder absetzen und mit einem klassischen Antidepressivum weiterbehandeln. Daraus ergeben sich m.E. außerordentlich große Probleme. Was die Frage der kombinierten Behandlung von Antidepressiva mit Benzodiazepinen und Neuroleptika anbetrifft, ist die sicherlich unter uns allen nach wie vor umstritten.

Laakmann: Zu den bisher gemachten Diskussionsbemerkungen möchte ich folgendes hervorheben: Es scheint wohl Übereinstimmung darin vorzuherrschen, daß vor Beginn einer Pharmakotherapie das depressive Syndrom erkannt werden muß, wobei nicht nur die depressive Stimmung als Einzelsymptom, sondern andere Symptome, die zum depressiven Syndrom gehören, berücksichtigt werden müssen. Weiter scheint mir besonders die Beurteilung der Psychomotorik wichtig, da gehemmt depressive Syndrome eher mit antriebssteigernden und agitiert depressive Syndrome eher mit sedierenden Antidepressiva behandelbar erscheinen. Ebenso sollte der behandelnde Arzt in der Lage sein, Angstsyndrome oder paranoide Syndrome, die ja auch mit depressiven Stimmungen einhergehen können, abzugrenzen. Was die nosologische Einordnung der verschiedenen Erkrankungen betrifft, glaube ich, sollte hierauf nicht ganz verzichtet werden. - Ich würde Herrn Philipp insoweit zustimmen, daß es sicher schwierig ist, eine gute diagnostische Zuteilung der Krankheitsbilder von Ärzten mit we-

nig psychiatrischer Erfahrung zu erwarten. Auch wenn wir diesen Kollegen empfehlen, eine rein syndromgerichtete Pharmakotherapie durchzuführen, sollte meiner Meinung nach versucht werden, den Kollegen nahezubringen, daß depressive Syndrome primär im Rahmen von endogenen Depressionen, neurotisch reaktiven Depressionen oder im Rahmen einer körperlich begründbaren Depression auftreten. Auch wenn eine erfolgreiche Pharmakotherapie des depressiven Syndroms im Rahmen der verschiedenen nosologischen Krankheitsgruppen möglich erscheint und bei einer endogenen Depression auch wohl ausreichend ist, muß bei einer körperlich begründbaren Depression die körperliche Grunderkrankung mit oder sogar vorrangig therapiert werden, bei neurotischen Depressionen sollte zusätzlich eine psychotherapeutische Behandlung erwogen werden. Wenn wir also auf eine nosologische Zuordnung der Krankheitsbilder verzichten, stellt sich mir die Frage, wie und in welchen Fällen der niedergelassene Arzt die Einleitung psychotherapeutischer Maßnahmen bzw. die Überweisung seines Patienten zu einem Psychotherapeuten entscheiden soll. Besonders wenn psychodynamisch relevante Faktoren zur Entstehung einer depressiven Erkrankung beitragen, erweist sich eine reine Pharmakotherapie oft als nicht befriedigend, so daß besonders zur Abgrenzung einer reinen Pharmakotherapie mit Antidepressiva oder eine Zusatzbehandlung psychotherapeutischer Art ohne Berücksichtigung der nosologischen Krankheitsgruppen unbefriedigend erscheint. Auch unter Anerkennung der diagnostischen Schwierigkeiten im Einzelfall könnte ich mir vorstellen, daß im Rahmen von Fortbildungsveranstaltungen und sonstiger geeigneter Informationsvermittlung nicht nur eine Verbesserung der Pharmakotherapie, sondern der gesamttherapeutischen Maßnahmen, erreicht werden kann. - Zu der Frage von Herrn Beck, wie der niedergelassene Praktiker den Depressionsschweregrad diagnostizieren kann, möchte ich darauf hinweisen, daß die von mir erwähnte Studie mit

Alprazolam von niedergelassenen Allgemein- und Fachärzten durchgeführt wurde, die anhand des CGIs (klinischer globaler Eindruck) den Schweregrad der Erkrankung in 5 Untergruppen aufteilen konnten. In dem von mir erwähnten Untersuchungsergebnis wurden unsererseits die 5 Stufen des CGIs in 3 Stufen zusammengefaßt (leicht, mittel und schwer depressiv). Bei den schwer depressiven Patienten wurde überwiegend die Diagnose einer endogenen Depression gestellt. – Bezüglich der Behandlung depressiver Syndrome mit Benzodiazepinderivaten zeigt die von mir erwähnte Studie, daß von Praktikern als leicht und mittelschwer depressiv eingeschätzte Patienten mit dem Benzodiazepinderivat Alprazolam eine gleich gute Therapie erfahren wie mit dem trizyklischen Antidepressivum Amitriptylin. Es ist richtig, daß den Praktikern über Jahre empfohlen wurde, depressive Syndrome nicht mit Benzodiazepinen zu behandeln, sondern mit Antidepressiva. Es stellt sich allerdings hierbei die Frage, ob die von Praktikern als leicht und mittelschwer depressiv bezeichneten depressiven Syndrome eine strenge Indikation zur Verabreichung von trizyklischen Substanzen in der Praxis darstellen, wobei die geringeren Nebenwirkungen eher als Argument für die Benzodiazepingabe angeführt werden können, die Suchtproblematik und die Schwierigkeit des Absetzens von Benzodiazepinderivaten aber eher als Gegenargument zu werten sind.

Wiegand: Ich möchte zurückkommen auf die Frage, wann es nötig und sinnvoll ist, das Antidepressivum mit einem Benzodiazepin oder Neuroleptikum zu kombinieren. Wir haben in unserer Abteilung des Max-Planck-Institutes seit Jahren bei dieser Indikation keine Benzodiazepine mehr verwendet. Wenn also ein depressiver Patient eine so starke Agitation oder so starke Schlafstörungen zeigt, daß eine zusätzliche Therapie notwendig ist, kommen wir eigentlich immer mit niederpotenten Neuroleptika aus, was sich insbesondere ja auch dann bewährt, wenn diese zusätzliche Therapie länger durchgeführt werden muß.

Rüther: Ich meine, das Mittel der ersten Wahl bei depressiven Zuständen ist nach wie vor das Antidepressivum und nicht das Benzodiazepin und nicht das Neuroleptikum. In Fortbildungsveranstaltungen höre ich häufig, daß als erstes Mittel ein Benzodiazepin, neuerdings aber Fluspirilen (auch als Spritze) eingesetzt wird. Und deswegen stehe ich auf dem Standpunkt, man sollte erst einmal verdeutlichen, daß hier das Antidepressivum das Mittel der Wahl ist. Erst dann, wenn jemand schon sehr lange Antidepressiva bekommen hat oder eine Kontraindikation besteht, oder der Patient es nicht will und das Medikament nicht einnimmt, kann ich darüber nachdenken, ob hier ein niederdosiertes Neuroleptikum angewendet werden kann. Vor allem, wenn dazu vom Patienten ein erhebliches Ausmaß an Angstzuständen beschrieben wird. – Die Kombination Benzodiazepin/ Antidepressivum wird in Deutschland sehr kontrovers diskutiert. Ich versuche mit einem Antidepressivum allein auszukommen, und in sehr seltenen Ausnahmen gebe ich ein Benzodiazepin dazu.

Hippius: Ich würde das ganz unterstreichen, was Herr Rüther gesagt hat. Wir haben uns ja jahrelang darum bemüht, daß die Depression mit Antidepressiva behandelt wird, und wir müssen jetzt verständlich machen, daß es bei dieser Empfehlung bleibt.

Merksätze für die Praxis zum Thema:

DIFFERENTIALDIAGNOSTISCHE ASPEKTE ZUM EINSATZ VON
BENZODIAZEPINEN UND NEUROLEPTIKA IN DER
DEPRESSIONSBEHANDLUNG. WIE IST MIT ANTIDEPRESSIVA
ZU KOMBINIEREN?

1. Differentialdiagnostische Aspekte
Erstellen eines *psychopathologischen Befunds:*
- Erheben von Symptomen – Zusammenfassung zu einem Syndrom
- Erhebung der Neu- und Altanamnese
- Ätiologische Faktoren
Zuordnung in die Gruppe der *endogenen,* der *psychogenen* oder der *körperlich begründbaren Depressionen.*

2. Kombination mit Antidepressiva:
Reicht das Wirkspektrum eines Antidepressivums *nicht* aus, ist an eine *Kombination* mit anderen Psychopharmaka zu denken:

Kombination von Antidepressiva und *Benzodiazepinen* bei:
- depressiven Patienten zu Behandlungsbeginn
- bei ängstlich-suizidalen Patienten

Kombination von Antidepressiva und *Neuroleptika:*
- bei Patienten mit einem erhöhten Suchtrisiko
- wenn eine Kontraindikation für Benzodiazepine vorliegt
- beim Vorliegen eines paranoid-depressiven Syndroms (cave: erhöhtes Delirrisiko).

Welche praxisrelevante Bedeutung hat die spezifische Neurotransmitterwirkung von Antidepressiva?

L. Demisch

Primäre Wirkungen von Antidepressiva auf den Neurotransmitterstoffwechsel

Nach unserer augenblicklichen Vorstellung besteht der neurophysiologische Wirkmechanismus der Antidepressiva darin, die Verfügbarkeit von einigen Neurotransmittern – insbesondere einiger Monoamine – an postsynaptischen Rezeptoren im Gehirn zu erhöhen. Dieser Vorgang kann auf verschiedenen neuronalen Ebenen und aufgrund unterschiedlicher Angriffspunkte hervorgerufen werden.

Obwohl Teile des limbischen Systems als wichtige Träger von Affektivität angesehen werden, ist eine lokalisatorische Zuordnung der Wirkung von Antidepressiva zu bestimmten Hirnarealen oder bestimmten neuronalen Bahnen bisher nicht möglich. Diese Situation ist daher weit unklarer als im Fall der antipsychotischen Wirkung der Neuroleptika.

Verschiedene Angriffspunkte der Antidepressivawirkung sind in Tabelle 1 wiedergegeben.

Tabelle 1. Angriffspunkte der Antidepressivawirkung

- Hemmung der Wiederaufnahme der Neurotransmitter in das synaptische Endköpfchen (Reuptake-Blocker)

- Wirkung auf prä- und/oder postsynaptische Rezeptoren und ihre rezeptorgekoppelten Signale

- Hemmung des Abbaus einiger Monoamin-Neurotransmitter durch Monoamin-Oxidase-Typ-A-Hemmer

- Gabe von Neurotransmitter-Präkursoren (L-Tryptophan, 5-Hydroxy-Tryptophan)

Die antidepressive Wirksamkeit der dort aufgeführten Gaben von Neurotransmitter-Präkursoren ist allerdings umstritten (s. Baldessarini 1984).

In Tabelle 2 sind einige dieser sog. *primären* Wirkungen von Antidepressiva auf den Neurotransmitterstoffwechsel zusammengefaßt. Unter primären Wirkungen werden im folgenden alle Effekte verstanden, welche von einer einzelnen klinisch relevanten Dosis hervorgerufen werden.

Adaptive neurophysiologische Mechanismen

Wir alle wissen jedoch, daß die antidepressive Wirkung eines Pharmakons nicht unmittelbar nach der Verabreichung der ersten Dosis eintritt. Erfahrungsgemäß vergeht eine Spanne von mehreren Tagen bis mehreren Wochen, so daß nicht nur die unmittelbaren biochemischen Mechanismen entscheidend sind, welche auf eine einzelne Dosis erfolgen, sondern ebenso die Reihe dadurch ausgelöster adaptiver neurophysiologischer Mechanismen.

Solche kompensatorischen Vorgänge repräsentieren nach heutigem Verständnis auf einer neurobiologischen Ebene die *eigentlichen* Träger der antidepressiven Wirkung. Die Forschung hat sich daher stark auf derartige adaptive Vorgänge im Zentralnervensystem konzentriert. Als wichtig wurden in diesem Kontext Wechselwirkungen zwischen serotonergen, noradrenergen und cholinergen Transmittersystemen erkannt.

Tabelle 2. Primäre, biochemische Wirkungen einiger Antidepressiva auf Vorgänge im Neurotransmitter-Stoffwechsel[1] (in Anlehnung und mit eigenen Änderungen aus: Delini-Stula, in: *The Origins of Depression: Current Concepts and Approaches*, J. Angst, ed., Life Sciences Res. Rep., Springer, Berlin Heidelberg New York Tokyo 1983, S. 351)

| I.N.N. | Präsynaptische Effekte Hemmung □/Stimulation ● von | | | | Postsynaptische Effekte Blockade △/Stimulation ▽ von | | | | |
| | Aufnahme | | | Freisetzung | Rezeptoren | | | | |
	NA	5-HT	DA	NA	α_1	5-HT	DA	Hi	Ach
Imipramin	□	□			△	△		△	△
Clomipramin	□	□			△	△	△	△	△
Amitriptylin	□	□			△	△	△	△	△
Doxepin	□	□			△	△	△	△	△
Trimipramin					△	△	△	△	△
Maprotilin	□				△	△		△	△
Oxaprotilin	□				△			△	
Mianserin	□			●	△	△		△	△
Nomifensin[2]	□	□	□						
Zimelidin[2]	□*	□							
Trazodon		□			△	△ ▽*	△	△	
Fluvoxamin		□							
Sulpirid							△		

(*NA* Noradrenalin, *5-HT* Serotonin, *DA* Dopamin, *Hi* Histamin, *Ach* Acetylcholin)

[1] In dieser Tabelle ist die Potenz der jeweiligen Substanz in bezug auf verschiedene Wirkungen außer Betracht gelassen. Nur diejenigen Wirkungen sind dargestellt, welche vermutlich funktionelle Bedeutung haben, z. B. bei nicht toxischen Dosierungen oder klinisch wirksamen Konzentrationen.

[2] Nicht mehr im Handel.

* Aktive Metaboliten: Norzimelidin beeinflußt die Noradrenalin-Wiederaufnahme; ein Trazodonmetabolit hat 5-HT-agonistische Wirkungen.

Die Untersuchungen von adaptiven Vorgängen, welche auf chronische Gaben von Antidepressiva erfolgen, haben zu der Folgerung geführt, daß eine gemeinsame neurophysiologische „Endstrecke" der meisten wirkungsvollen antidepressiven Behandlungen in der Induzierung einer Subsensitivität von β-adrenergen Rezeptoren besteht (Sulser 1984). Die logische Konsequenz dieser Arbeitshypothese bedeutet, daß „Selektivität" oder die Neurotransmitter-spezifische Wirkung eines Antidepressivums im wesentlichen bei der primären biologischen Reaktion des Patienten zur Geltung kommt, während die folgenden adaptiven Mechanismen in eine allen Antidepressiva gemeinsame neurophysiologische „Endstrecke" einmünden. Die gemeinsame „Endstrecke" ist diesen Überlegungen folgend also charakteristisch für die antidepressive Wirkung *an sich* und damit unabhängig vom Typus und der Spezifität des jeweiligen Pharmakons.

„Selektiv" wirkende Antidepressiva

Die überwiegende Zahl der eingeführten Antidepressiva beeinflußt mehrere Vorgänge der Neurotransmission im Zentralnervensystem (ZNS) (s. Tabelle 2). Demgegenüber ist die Zahl der eingeführten Antidepressiva klein, welche auf nur einen Vorgang und/oder nur einen neuronalen Überträgerstoff wirken. Diese Substanzen werden allgemein „selektive" Antidepressiva genannt. Unter „selektiv" wird ihre Wirkung auf nur einen Neurotransmitter verstanden. Es ist trivial, aber in diesem Kontext wichtig zu betonen, daß Selektivität natürlich immer nur bezüglich eines kleinen Aspektes des komplexen neurophysiologischen Funktionszusammenhanges postuliert wird. Im Falle der Antidepressiva sind es in erster Linie Unterscheidungen zwischen noradrenergen, dopaminergen, serotonergen oder cholinergen Komponenten.

Unsere Erfahrungen rühren im wesentlichen aus Anwendungen von speziell auf Noradrenalin wirkende Antidepressiva einerseits (Maprotilin und Oxaprotilin, s. Tabelle 2) und auf Serotonin wirkende Antidepressiva andererseits (wie Zimelidin - das mittlerweile aus dem Handel ist - und Fluvoxamin). Die Frage nach einer praxisrelevanten Bedeutung von Antidepressiva mit einer spezifischen Neurotransmitterwirkung kann also momentan nur auf der Basis eines sehr begrenzten Erfahrungsmaterials beantwortet werden.

Noradrenerge und serotonerge Differenzierung depressiver Syndrome

Zusammengenommen lassen es die bisherigen Befunde fraglich erscheinen, ob eine Typisierung depressiver Syndrome (oder einzelner Patienten) nach Veränderungen in noradrenerg oder serotonerg kontrollierten Komponenten der Neurotransmission eine Relevanz für die medikamentöse Behandlung des *einzelnen* Patienten hat.

Beispielhaft soll eine wichtige Untersuchung dieser Art näher diskutiert werden, deren Ergebnis die Bedeutung einer noradrenerg/serotonergen Differenzierung nahelegt.

Fähndrich (1985) von der Psychiatrischen Klinik der Universität Berlin untersuchte an 60 depressiven stationären Patienten, ob ihre Reaktion auf einen totalen Schlafentzug für eine Nacht oder Veränderungen von Variablen im EEG nach einer einzelnen Gabe von Maprotilin oder Clomipramin (s. Tabelle 2) prädiktiv für den Erfolg einer 3wöchigen Behandlung mit dem primär noradrenerg oder serotonerg wirksamen Antidepressivum ist. Bei Behandlungsmißerfolgen mit Clomipramin reagierten die späteren „Nonresponder" bei der ersten Infusion vermehrt mit Müdigkeit, während umgekehrt vermehrte Müdigkeit (Vigilanzminderung = spektrale Verschiebung zugunsten langsamer α-Frequenzen) typisch für spätere Maprotilin-Responder war. Die errechneten Korrelationskoeffizienten zwischen der Besserungsrate und der EEG-Variablen lagen zwischen $r = 0,39$ und $r = 0,51$ (Fähndrich 1985). Die Verwendung dieser Variablen erklärt also weniger als 30% der Varianz und ist folglich für die Prädiktion von Behandlungserfolgen oder -mißerfolgen im einzelnen Falle zu unscharf. Dennoch kann dieser Befund als ein wertvoller Baustein für die Verbreiterung unseres allgemeinen Wissens über derartige Zusammenhänge angesehen werden. Mit dieser Folgerung können die Resultate der überwiegenden Zahl ähnlicher Studien zu dieser Thematik zusammengefaßt werden.

Mit den spezifisch wirkenden Substanzen Oxaprotilin und Fluvoxamin (s. Tabelle 2) gelang es auch bisher nicht in therapeutischen Versuchen einen „Noradrenalin-Typ-Responder" und einen „Serotonin-Typ-Responder" zu differenzieren. Ein depressiver Patient, welcher mit Oxaprotilin keine deutliche Besserung zeigte, besserte sich auch nach Umsetzen auf Fluvoxamin nicht in jedem Fall und vice versa (Emrich et al. 1985). Diese Ergebnisse sind wenig ermutigend, bedürfen jedoch der Bestätigung durch umfangreiche Felduntersuchungen, bevor sichere Schlüsse gezogen werden können.

Neuroendokrinologische Untersuchungsmethoden

Andererseits ist es jedoch mit verschiedenen Methoden möglich, „Typisierungen" von Patienten aufzuzeigen, vor allem bezüglich noradrenerger oder serotonerger Komponenten von Vorgängen, welche mit der Neurotransmission verknüpft sind. An erster Stelle müssen Ergebnisse von *neuroendokrinen Stimulationstesten* genannt werden. Diese können die Funktionsweise von zentralnervösen, adrenergen oder serotonergen Komponenten wiedergeben, wie

- der *Clonidin-Wachstumshormon-(GH)-Stimulationstest* (Matussek et al. 1980) für die Funktionsweise von zentralnervösen α_2-adrenergen Rezeptoren,
- der *DMI-Test* (Laakmann et al. 1977), Stimulation von GH (aber auch Prolaktin und Kortisol) mit dem primär Noradrenalin-Reuptake-hemmenden Desipramin,
- die *Stimulation von Prolaktin* (PRL) mit der serotonerg wirksamen agonistischen Substanz Fenfluramin oder PRL-Stimulation mit L-Tryptophan (Mueller et al. 1985),
- der *Dexamethason-Suppressionstest* u. a. als Ausdruck cholinerger Komponenten (Beckmann 1985),
- verschiedene *Schlaf-EEG-Variablen* (s. zusammenfassend Berger et al. 1985),
- die oben beschriebene Kombination von *Schlafentzug* und *EEG-Reaktionen* (Fähndrich 1985) und letztlich
- die Messung von *Neurotransmitter-Metaboliten* in Körperflüssigkeiten, wie z. B. von Methoxyhydroxyphenylglykol (MHPG) – einem Abbauprodukt des Noradrenalins (Beckmann u. Goodwin, 1975) – oder von Serotonin-Metaboliten, wie z. B. 5-Hydroxyindolessigsäure im Liquor von Patienten (Asberg et al. 1985).

Vor allem mit Hilfe von neuroendokrinologischen Versuchsanordnungen können teilweise deutliche Unterschiede zwischen Patientengruppen mit verschiedenen Formen von depressiven Erkrankungen einerseits und gesunden Kontrollgruppen andererseits erzielt werden, wie z. B. durch den Clonidin-GH-Test. Jedoch ergibt auch dieser Test Überschneidungen zwischen Patientengruppen und Kontrollen. Seine prädiktive Aussage bei Behandlungen mit Neurotransmitter-spezifischen Antidepressiva ist nicht geklärt. Die prädiktive Wertigkeit eines Testes besteht jedoch in einer hinreichend genauen Charakterisierung des einzelnen Patienten bezüglich eines oder mehrerer verursachender neurophysiologischer Parameter. Diese Feststellung ist z. Z. um so gewichtiger, als uns bisher immer noch jegliche gesicherten Kenntnisse über die Ursache der verschiedenen Formen depressiver Erkrankungen fehlen.

So darf z. B. auch nicht vergessen werden, daß die Kenntnis der noradrenerg/serotonergen Wechselwirkungen, welche nach chronischer Verabreichung von verschiedenen Antidepressiva zu einer zentralnervösen β-adrenergen Subsensitivität führen, bisher vollkommen auf Untersuchungen mit gesunden Versuchstieren beruhen.

Die noch junge Disziplin der biologischen Psychiatrie und die außerordentlich wichtige biologische Prädiktorforschung befinden sich daher immer noch in einem Stadium des aktiven Suchens und noch nicht der systematischen Entfaltung eines sicheren Terrains. Die veröffentlichten Resultate bisher entwickelter Testanordnungen zur Differenzierung der verschiedenen Formen depressiver Erkrankungen sind daher noch nicht zu einer Aussagekraft und Prägnanz gekommen, dergestalt, daß eine rationale antidepressive Therapie – möglicherweise mit spezifisch wirkenden Antidepressiva – ihre Anwendung zwingend nahelegen würde. Denkbar ist es, daß als Folge einer solchen Entwicklung sichere Prädiktoren für den Einsatz von „selektiven" Antidepressiva möglich sein werden.

Zusammenfassend ist zu sagen, daß wir ein größeres Erfahrungsmaterial mit selektiv auf bestimmte Neurotransmitter wirkende Antidepressiva brauchen, bevor die Frage nach ihrem rationell planbaren Einsatz sicher beantwortet werden kann. Dieses Erfahrungsmaterial kann im wesentlichen nur aus systematischen Felduntersuchungen aus praxisgerechten Behandlungssituationen der freien kassenärztlichen Praxen stammen. Die vorläufigen Resultate sind jedoch wenig ermutigend bezüglich einer Serotonin- versus Noradrenalin-typischen Unterscheidung. **Bisher** ist keine sichere differentielle und damit als praxisrelevante Anweisungen formulierbare Bedeutung für diese „selektiven" AD zu erkennen. Dieses gilt auch innerhalb der klassischen syndromatologischen Einteilungen des Kielholz-Schemas (Zimelidin wie auch Fluvoxamin stehen eher auf der aktivierenden Seite des Schemas). Möglicherweise werden auch innerhalb der „selektiven" Antidepressiva substanzspezifische Aspekte eine größere klinische Relevanz haben als die gemeinsame primäre Wirkung auf einen bestimmten Neurotransmitter (wie Serotonin oder Noradrenalin). Schon häufig hat sich gezeigt, daß eine „Selektivität" im Verlauf späterer Untersuchungen relativiert werden mußte (Beispiele in Tabelle 2). Befunde unserer Arbeitsgruppe sprechen z. B. dafür, daß der „selektive" Serotonin-Reuptake-Hemmer Fluvoxamin weitere besondere Wirkungen hat, wie auf die Dynamik der nächtlichen Melatoninsekretion und (nach subchronischer Gabe) Wirkungen auf α_2-adrenerge Rezeptoren (Demisch et al. 1986 a, b). Die substanzspezifischen Besonderheiten des neurotransmitterspezifischen Antidepressivums und die individuellen Charakteristiken des Patienten und seiner Erkrankung sind daher z. Z. für die rationelle Planung einer antidepressiven Therapie immer noch von ausschlaggebender Bedeutung.

Literatur

Asberg M, Martensson B, Wägner A (1985) Biochemische Indikatoren für die Funktion von Serotonin bei affektiven Erkrankungen. In: Hippius H, Matussek N (Hrsg) Differentialtherapie der Depression: Möglichkeiten und Grenzen. Karger, Basel, S 194–216

Baldessarini RJ (1984) Treatment of depression by altering monoamine metabolism: Precursors and metabolic inhibitors. Psychopharmacol Bull 20: 224–229

Beckmann H (1985) Differentielle Störung der Neurotransmission bei Depressionen. In: Hippius H, Matussek N (Hrsg) Differentialtherapie der Depression: Möglichkeiten und Grenzen Karger, Basel, S 90–100

Beckmann H, Goodwin FK (1975) Antidepressant response to tricyclics and urinary MHPG in unipolar patients. Arch Gen Psychiatry 32: 17–21

Berger M, Emrich HM, Lund R, Riemann D, Lauer C, Zerssen D von (1985) Schlaf-EEG-Variablen als Verlaufskriterien und Prädiktoren einer Antidepressivatherapie mit Fluvoxamin/Oxaprotilin. In: Hippius H, Matussek N (Hrsg) Differentialtherapie der Depression: Möglichkeiten und Grenzen. Karger, Basel, S 120–131

Demisch K, Demisch L, Bochnik HJ, Nickelsen T, Althoff PH, Schöffling K, Rieth R (1986a) Melatonin and cortisol increase after fluvoxamine. Br J Clin Pharmacol 22: 620–622

Demisch L, Johnson D, Frauendorf A, Syha K, Gerbaldo H, Kirsten R, Neff-Schwenger J (1986b) Correlation of changes in biochemical and neurophysiological (VEP) parameters in healthy volunteers following subchronic administration of pirlindole, tranylcypromine, maprotiline, mianserin or fluvoxamine. Acta Pharmacol Toxicol 1987, in press

Emrich HM, Berger M, Zerssen D von (1985) Differentialtherapie des depressiven Syndroms: Ergebnisse einer Therapiestudie mit Fluvoxamin vs. Oxaprotilin. In: Hippius H, Matussek N (Hrsg) Differentialtherapie der Depression: Möglichkeiten und Grenzen. Karger, Basel, S 66–73

Fähndrich E (1985) Die Reaktion auf Schlafentzug und EEG-Parameter als Entscheidungshilfen für eine Differentialtherapie der Depression. In: Hippius H, Matussek N (Hrsg) Differentialtherapie der Depression: Möglichkeiten und Grenzen. Karger, Basel, S 132–142

Laakmann G, Schumacher G, Benkert O (1977) Stimulation of GH secretion by desipramine and chlorimipramine in man. J Clin Endocrinol Metab 44: 1011–1013

Matussek N, Ackenheil M, Hippius H, Müller F, Schröder H-T, Schultes H, Wasilewski B (1980) Effect of clonidine on growth hormone release in psychiatric patients and controls. Psychiatry Res 2: 25–36

Mueller EA, Siever LJ, Murphy DL (1985) Neuroendocrine responses to serotonin agonists as possible markers of the functional state of serotonergic neurotransmission in psychiatric disorders. In: Beckmann H, Riederer P (eds) Pathochemical markers in major psychoses. Springer, Berlin Heidelberg New York Tokyo, S 110–128

Sulser F, Gillespie DD, Mishra R, Manier DH (1984) Desensitization by antidepressants of central norepinephrine receptor systems coupled to adenylate cyclase. Ann N Y Acad Sci 430: 91–101

Diskussion

Laux: Der Praktiker fragt uns ja in den Fortbildungsveranstaltungen mehr oder weniger regelmäßig, ob bei einem Patienten, der mit einer noradrenergen Substanz, z. B. Maprotilin, behandelt wurde und darauf nicht ansprach, im zweiten Therapieversuch eine größere Wahrscheinlichkeit eines Therapieerfolges mit einer serotonergen Substanz besteht. Habe ich Sie richtig verstanden, daß Sie in der Primärbehandlung eher eine nicht so sehr selektive Substanz, sondern ein „ausgewogenes" Antidepressivum empfehlen? Und Zusatzfrage: Wenn nun ein Patient bei dieser Trennung noradrenerg/serotonerg nicht eindeutig zuordenbar ist, würden Sie dann Antidepressiva mit anderen Wirkungsmechanismen, z. B. MAO-Hemmern, oder atypischen Antidepressiva eine Bedeutung beimessen? Hat die Trennung in prä- oder postsynaptische Wirkung oder unterschiedliche Effekte auf den α-Rezeptor Relevanz für die Wahl des Antidepressivums?

Demisch: Wenn ein primär noradrenerges Mittel nicht anschlägt, würde ich kombinieren mit einem Antidepressivum, welches auch serotonerg wirkt. Wichtig ist für den Praktiker aber auf jedem Fall, die Substanzspezifität des Patienten herauszufinden. Die Vergangenheit hat ja gezeigt, daß immer dann, wenn Medikamente vom Markt gezogen wurden, sich herausstellte, daß es bestimmte Patienten gab, die nur mit diesem Medikament erfolgreich behandelt werden konnten. Als 1964 Tranylcypromin in den USA für einige Monate vom Markt zurückgezogen werden mußte, wurde festgestellt, daß es „Tranylcypromin-specific-patients" gab (B.C. Schiele beschrieb 648 dieser Patienten im Minn. Med. J. 48:355, 1965). Ähnliche Beispiele gibt es sowohl für das Clozapin als auch für Zimelidin. – Neben der ersten Strategie, möglichst schnell zu kombinieren und nicht alles sukzessiv zeitraubend nacheinander auszuprobieren, sollte der Praktiker also herausfinden, auf welche Substanzgruppe der Patient

anspricht. Das halte ich für wichtiger als die Transmitterspezifität des Antidepressivums.

Laux: Ich muß Ihnen leider widersprechen. Ich glaube, es wäre keine gute Empfehlung dieses Kreises für den niedergelassenen Nicht-Facharzt, wenn wir ihm eine kombinierte Behandlung mit Antidepressiva empfehlen würden. Kontrollierte Studien haben gezeigt, daß keine höhere Wirksamkeit, keine höhere Responderrate unter einer kombinierten Behandlung mit noradrenergen und serotonergen Substanzen resultiert. Ich würde auf keinen Fall für die niedergelassenen Nicht-Psychiater diese Empfehlung geben wollen.

Hippius: Ich meine schon, daß man etwa 4 Wochen behandeln muß, bis man eine Umstellung auf ein anderes Präparat vornimmt.

Philipp: Ich meine, daß die spezifische Neurotransmitterwirkung der Antidepressiva eine hohe Praxisrelevanz bekommen hat, aber nicht durch uns Fortbildende, sondern durch die Pharmaindustrie. Ich würde es begrüßen, wenn wir auch der Pharmaindustrie empfehlen könnten, sich hier einer neutraleren Werbung, eines neutraleren Marketings zu befleißigen. Die Qualität eines Antidepressivums, gerade eines neuen Antidepressivums, in der Hand des Praktikers oder des Klinikers mißt sich doch nicht nach seinem pharmakologischen Profil, sondern das ist doch eher etwas, was wir sekundär brauchen, um eine klinisch mit den üblichen Mitteln nachgewiesene Qualität auch zu erklären.

Hippius: Meines Erachtens kann man für den niedergelassenen Nicht-Psychiater als Resümee aus den Ausführungen von Herrn Demisch ziehen, daß der Transfer für eine differentielle Therapie in der Praxis noch sehr begrenzt ist.

Gastpar: Wir sollten auch einmal klar sagen, daß wir keine Prädiktoren für den Therapieerfolg mit Antidepressiva haben. Vielleicht mit der Ausnahme, daß eine Reihe von Ergebnissen darauf hindeuten, daß Patienten mit einer endogenen Depression generell besser auf trizyklische Antidepressiva ansprechen.

Wiegand: Wir haben in einer Studie die Frage untersucht, ob man auf ein noradrenerges Antidepressivum umstellen soll, wenn man unter einem serotonergen Antidepressivum keinen Therapieerfolg hat oder umgekehrt. Es wurden an je 12 Patienten Fluvoxamin und Oxaprotilin verglichen. Bei den Non-Respondern wurden 1 Woche lang Placebo zwischengeschaltet und dann auf das jeweils andere Antidepressivum umgestellt. Es zeigte sich ganz klar, daß nur in Ausnahmefällen ein Patient, der nicht auf das erste Präparat ansprach, unter dem zweiten eine Besserung zeigte [Emrich, H. M. et al., in: Hippius, H., Matussek, N. (Hrsg) Differentialtherapie der Depression: Möglichkeiten und Grenzen. Karger, Basel, 1985, S. 66–73].

Rüther: Zwölf Patienten im Max-Planck-Institut, hochselektiertes Patientengut, entschuldigen Sie, da muß ich widersprechen. Diese Studie sagt mir noch nichts.

Hippius: Auch wenn das ein hochselektiertes Krankengut ist, war das aber doch ein sehr wichtiger Befund, der mit ähnlicher Methodik auch einmal an einem anderen Patientenkollektiv repliziert werden sollte.

Laakmann: Für mich stellt sich die Frage, ob die Dinge, die wir hier erötern, zusammengehören oder ob sie zusammengeraten sind. Zusammengehörig in dem Sinne, daß der Wirkmechanismus der Präparate und der therapeutische Effekt zusammengehören, oder daß der Wirkmechanismus der Präparate und der therapeutische Effekt zusammengeraten sind. Wenn ich die wissenschaftlichen Arbeiten hierüber richtig interpretiere, scheint es mir bisher nicht hinreichend bewiesen zu sein, daß die therapeutische Wirkung der verschiedenen antidepressiv wirkenden Substanzen in einem ätiologischen Zusammenhang

zu deren bisher diskutierten Wirkmechanismen steht. So können einerseits die verschiedenen Wirkmechanismen der Substanzen und andererseits ihre klinisch-therapeutischen Effekte diskutiert werden. Ein Beweis, daß die therapeutische Wirkung der Präparate auf die diskutierten Wirkmechanismen zurückgeht, steht aber meines Erachtens nach weiterhin aus. Für den therapeutisch tätigen Arzt ist, glaube ich, die Frage nach den therapeutischen Effekten eines Präparates entscheidend, sodaß für den Praktiker besonders zu den Fragen Stellung genommen werden muß: Welche Effekte hat ein Präparat, welche Syndrome werden therapeutisch erfolgreich beeinflußt und bei welchen Krankheitsbildern kann ein Pharmakon eingesetzt werden, ohne daß derzeit die ätiologische Ursache der verschiedenen Erkrankungen letztlich bekannt ist.

Rothenberger: Bei den Medikamenten, die Sie vorgestellt haben, war es ja oft so, daß sie auf mehrere Transmittersysteme wirken, wobei nur eines bevorzugt wurde. Gibt es aus den Experimenten Erfahrungen, daß im Laufe der Rezeptorentwicklung, z. B. im Tierexperiment, ein Medikament seinen Schwerpunkt wechselt, daß es etwa im frühen Stadium einer Rezeptorreifung ein bestimmtes Neurotransmittersystem bevorzugt, und in einem späteren Stadium ein anderes? Wenn das so wäre, müßte man doch erst recht fordern, daß sich der Arzt nach dem klinischen Bild orientieren muß. Ansonsten könnte der Fehler in der Praxis begangen werden, daß sich der Praktiker an einer spezifischen Neurotransmitterwirkung des Medikamentes orientiert und eine bestimmte klinische Wirkung erwartet. Setzt er nun dieses Medikament bei Jugendlichen ein, könnte das Medikament dort auf eine andere Neurotransmitterkombination treffen, was dann eine andere klinische Wirkung zur Folge hätte. Solche Beispiele kennen wir bei Kindern mit einem hyperkinetischen Syndrom, die z. B. zuerst nicht auf Methylphenidat ansprechen, aber nach 2 Jahren sich bei einem erneuten Behandlungsversuch doch als Responder zeigen.

Laux: Wir wissen allerdings, daß ein Patient, der auf ein bestimmtes Antidepressivum respondiert, während einer späteren Krankheitsphase sehr wahrscheinlich wieder auf dieses Medikament ansprechen wird und umgekehrt.

Hippius: Es gibt auch Patienten, die nur auf ein bestimmtes Antidepressivum ansprechen und auf ein anderes Präparat therapieresistent bleiben, auch wenn sich die Substanzen nur sehr gering unterscheiden.

Beck: Verkompliziert wird diese Wirkung der Spezifität oder Selektivität noch durch die Tatsache, daß wir hier auch Substanzen haben mit aktiven Metaboliten, die ganz andere Systemwirkungen aufweisen, z.B. Amitriptylin, das als desmethyliertes Amitriptylin (Nortriptylin) als eigenständiges Präparat im Handel ist, mit ganz anderen klinischen Auswirkungen. Zu Beginn kann die klinische und auch die biochemische Wirkung sehr wohl von der Grundsubstanz ausgehen. Dann kann es zu einer Kumulation eines aktiven Metaboliten mit einer ganz anderen Kinetik kommen und zu einer anderen klinischen Wirkung. Es gibt Hinweise, daß beispielsweise das Nachlassen der sedierenden Wirkung von Antidepressiva mit primär sedierender Komponente nach wenigen Wochen u.U. darauf zurückzuführen sein könnte, daß es hier zu einer erhöhten Konzentration des aktiven Metaboliten, der eher aktivierend wirkt, kommt.

Demisch: Ich glaube, wichtig ist es, unserem augenblicklichen Stand des Wissen nach, gegenüber dem Praktiker eine Formulierung zu finden, die seine phänomenologische und psychopathologische Beobachtungsgabe nicht behindert. Sehr häufig sind ja naturwissenschaftliche Erklärungsmodelle - auch wenn sie vorläufiger Art sind - hinderlich gegenüber der lebendigen Beobachtungsgabe, weil derartige Erklärungsmodelle eine hohe Überzeugungskraft haben. Ich glaube tatsächlich, daß die Befunde von der Arbeitsgruppe Emrich am Max-Planck-Institut für Psychiatrie in München in einer breiteren Studie repliziert werden. Selbst bei einem selektierten Patientengut und einem multifaktoriellen System - wie es die verschiedenen Formen der depressiven Erkrankungen sind - sollten durchschlagende Effekte auch an kleinen Patientenzahlen erkennbar sein. Der Bemerkung von Herrn Laakmann bezüglich des Wirkungsmechanismus, also was sind zusammengehörige und was sind zusammengeratene Dinge, möchte ich an einem Punkt widersprechen. Die fundamentale Beteiligung von Noradrenalin und die Wechselwirkungen dieses Neurotransmitters für die antidepressive Therapie sind bis heute nicht widerlegt. Ebenso kann die Wechselwirkung oder eine Beteiligung von Serotonin als sicher im Sinne von zusammengehörig angenommen werden, vor allem wenn man bedenkt, daß viele der periodisch oder phasenhaft verlaufenden neurophysiologischen Vorgänge mit diesem Transmitter verknüpft sind (wie z.B. Schlaf, Temperaturregulation etc.). Zur Frage der altersabhängigen Veränderungen: Als sicher kann m.E. nach angenommen werden, daß es altersabhängige Veränderungen in dopaminergen zentralnervösen Systemen gibt. Vorstellbar ist daher, daß gerade primär dopaminerg wirkende Antidepressiva, wie z.B. das mittlerweile aus dem Handel genommene Nomifensin, im Alter nützlicher sind.

Hippius: Ich finde es besonders schön, daß wir als Kliniker vom Grundlagenforscher zurückverwiesen worden sind auf die psychopathologische Wahrnehmung, daß das für die praktische Therapie jetzt etwas Entscheidendes ist. Ich meine, solche Grundpositionen sollte man auch an den niedergelassenen Arzt vermitteln.

Merksätze für die Praxis zum Thema:

WELCHE PRAXISRELEVANTE BEDEUTUNG HAT DIE
SPEZIFISCHE WIRKUNG VON ANTIDEPRESSIVA?

1. Die Wirkung der Antidepressiva wird durch sich allmählich
   entwickelnde adaptive Vorgänge an Rezeptoren vermittelt.
   Diese Adaptationsprozesse werden durch Veränderungen
   der Neurotransmitter-Verfügbarkeit an Synapsen ausgelöst.

2. Die verschiedenen Antidepressiva unterscheiden sich dadurch, daß sie unterschiedliche Neurotransmittersysteme
   (Noradrenalin, Serotonin, Dopamin) an post- und präsyn-
   aptischen Rezeptoren beeinflussen.

3. Die aus diesen Befunden abzuleitende Differenzierung der
   Antidepressiva kann bisher jedoch nicht zur Grundlage von
   Handlungsanweisungen zur differentiellen Verordnung der
   Antidepressiva beim einzelnen Patienten gemacht werden.

4. Wenn bei einer therapieresistenten Depression das Antidepressivum gewechselt werden muß, sollten in den dann folgenden Behandlungsabschnitten konsekutiv Antidepressiva mit jeweils anderen Wirkungen auf die verschiedenen
   Neurotransmittersysteme eingesetzt werden.

Wie ist die antidepressive Wirkung und die Verträglichkeit der klassischen, trizyklischen Antidepressiva im Vergleich zu neueren Antidepressiva zu beurteilen?

M. Gastpar

Zur Frage der antidepressiven Wirkung gibt es sehr viele klinische Studien, die keinen Unterschied zwischen Antidepressiva der ersten und zweiten Generation zeigen. Im wesentlichen liegt das allerdings an methodischen Gründen und auch z. B. daran, daß jeder depressive Patient tendenziell primär eine Besserung durchmacht, unabhängig davon, welche Behandlungsmaßnahmen ergriffen werden. Trotzdem gibt es einige Arbeiten, in denen es gelang, zwischen Erst- und Zweitgeneration-Antidepressiva zu differenzieren. Eine in Deutschland bekannt gewordene Arbeit von der Gruppe um Beckmann hat Trazodon gegen Amitriptylin verglichen (Moises et al. 1981). Das Trazodon hat zwar offenbar eine recht gute psychotrope Wirkung; auf das Kernsyndrom der Depression jedoch, vor allem auf den Energiemangel, zeigte es nur eine begrenzte Wirkung, so daß deshalb eine signifikante Differenz zugunsten der Wirkung von Amitriptylin resultierte. Es gibt eine zweite Arbeit aus Dänemark (Bech 1984), die Clomipramin mit Citalopram verglich. Hier zeigte sich ein geringer Unterschied in der antidepressiven Wirkung, der aber inkonstant war. Nach Abschluß der Studie nach 5 Wochen war er nur noch gering vorhanden, wogegen nach 3 und 4 Wochen die Differenz zwischen den beiden Substanzen relativ ausgeprägt war. Wenn man die Größe der Stichproben und die doch relativ sorgfältige Auswahl der Patienten betrachtet, dann spricht einiges für eine bessere und jedenfalls schnellere Wirkung von Clomipramin. Als drittes Beispiel dient eine Untersuchung aus dem Max-Planck-Institut für Psychiatrie in München an 76 Patienten mit schwerer endogener Depression (Cording-Tömmel u. von Zerssen 1982). Maprotilin und Amitriptylin erwiesen sich dabei als signifikant besser als Mianserin. Es gibt also zahlreiche Arbeiten von guten Untersuchungsgruppen, die Unterschiede in der Wirksamkeit zwischen Antidepressiva der ersten und zweiten Generation mit Vorteilen für die erste Generation zeigen.

Die zweite Frage lautet, ob es Unterschiede in der Verträglichkeit zwischen den älteren und neueren Antidepressiva gibt.

Dazu eine Vorbemerkung: Es läßt sich leicht nachweisen, daß bereits größere Unterschiede innerhalb der Antidepressiva der ersten Generation auftreten. In einer Arbeit von Montgomery et al. (1980) ist das totale Nebenwirkungsprofil von Maprotilin gegenüber Amitriptylin aufsummiert. Nach einer Zunahme der Nebenwirkungen bei beiden Präparaten während der ersten Behandlungswoche nehmen diese bei Maprotilin früher und rascher ab (Abb. 1). Maprotilin ist also offenbar insgesamt besser verträglich als Amitriptylin. Es gibt ähnliche Arbeiten, die spezifischere Kriterien zur Beurteilung der Verträglichkeit beinhalten, z. B. eine Vergleichsstudie, die vor allem die anticholinergen Wirkungen untersuchte, wie die Salivationshemmung. In einem Vergleich zwischen Amitriptylin, Doxepin und Desipramin einer Arbeitsgruppe in Boston (Arnold et al. 1981) kam ganz klar heraus, daß das Desipramin bezüglich dieser Nebenwirkungen praktisch dem Placebo vergleichbar war, während die beiden deutlich sedierenden Antidepressiva Doxepin und Amitriptylin zu einer ganz massiven Salivationshemmung führten. Hier gibt es also innerhalb der Antidepressiva der

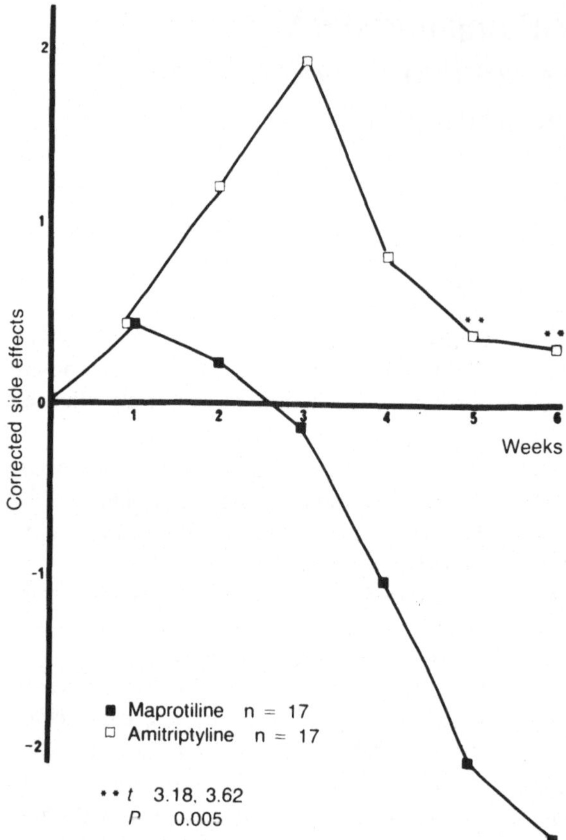

Abb. 1. Mittelwerte der korrigierten Nebenwirkungen von je 17 Patienten, behandelt mit 150 mg Amitriptylin oder Maprotilin pro Abend. (Nach Montgomery et al. 1980)

ersten Generation z. T. deutliche Unterschiede.

Jetzt zu den Unterschieden zwischen den Antidepressiva der ersten und zweiten Generation. In einer dänischen Studie (Møller et al. 1983) wurde der Effekt auf den Blutdruck untersucht. Verglichen wurde der Abfall des systolischen Blutdrucks unter Imipramin, Nortriptylin und Mianserin. Es konnte sehr deutlich gezeigt werden, daß das Imipramin nach der 2., 3. und 4. Therapiewoche zur größten Blutdrucksenkung führte, während Nortriptylin hier signifikant geringer wirksam war. Das Mianserin dagegen verhielt sich bei dieser Wirkung ähnlich dem Imipramin. Die Abb. 2. zeigt einen Vergleich zwischen Clomipramin und Citalopram bezüglich der Blutdruckwirksamkeit (Christensen et al. 1985). Der Abfall des systolischen Blutdrucks ist un-

ter Clomipramin hochsignifikant größer im Vergleich zu diesem neuen Serotonin-Aufnahmehemmer. Nicht alle Antidepressiva der zweiten Generation zeigen also bezüglich der Blutdrucksenkung Vorteile.

Weitere Arbeiten zeigen Unterschiede im Bereich des kardiovaskulären Systems. Jakobsen et al. (1984) haben den Begriff der Herzfrequenzvariation geprägt, die ja an sich bei Gesunden etwas Normales ist, durch die Psychopharmaka jedoch unterschiedlich stark eingeschränkt wird. Sie konnten zeigen, daß sie massiv eingeschränkt wird durch klassische Antidepressiva, wie Clomipramin, Amitriptylin, Imipramin oder Doxepin, und deutlich weniger z. B. von Mianserin beeinflußt wird.

Kürzlich wurden von Clemmesen et al. (1984) Nortriptylin, Femoxetin und Citalopram als

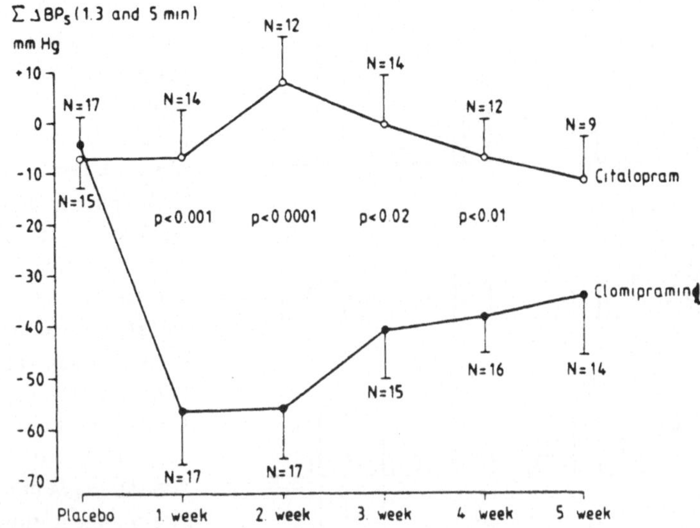

Abb. 2. Kumulierter Abfall des systolischen Blutdrucks (ΣΔBP$_s$) während der Placebowoche und unter Behandlung mit Citalopram oder Clomipramin. (Nach Christensen et al. 1985)

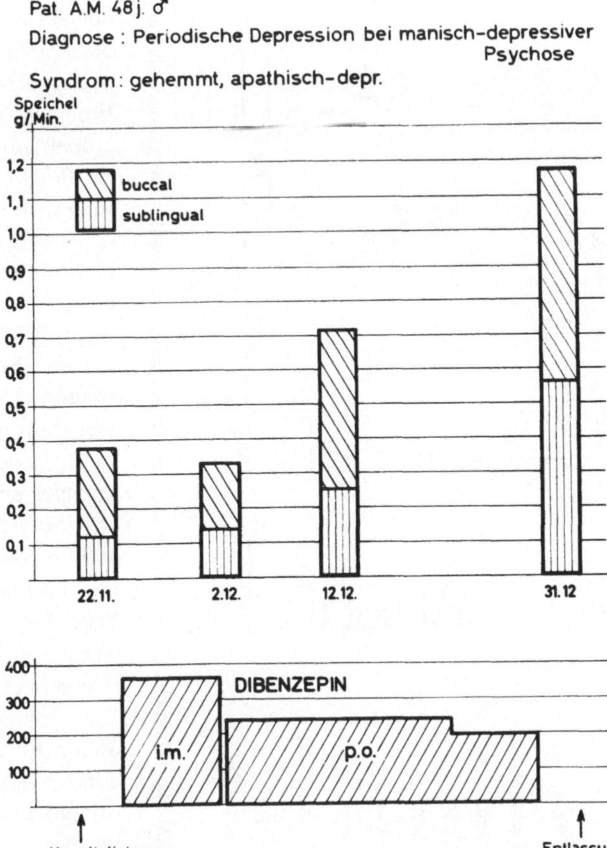

Abb. 3. Veränderung der Speichelmenge im Verlauf eines 5wöchigen Spitalaufenthaltes mit Dibenzepintherapie. (Nach Pöldinger u. Gehring 1968)

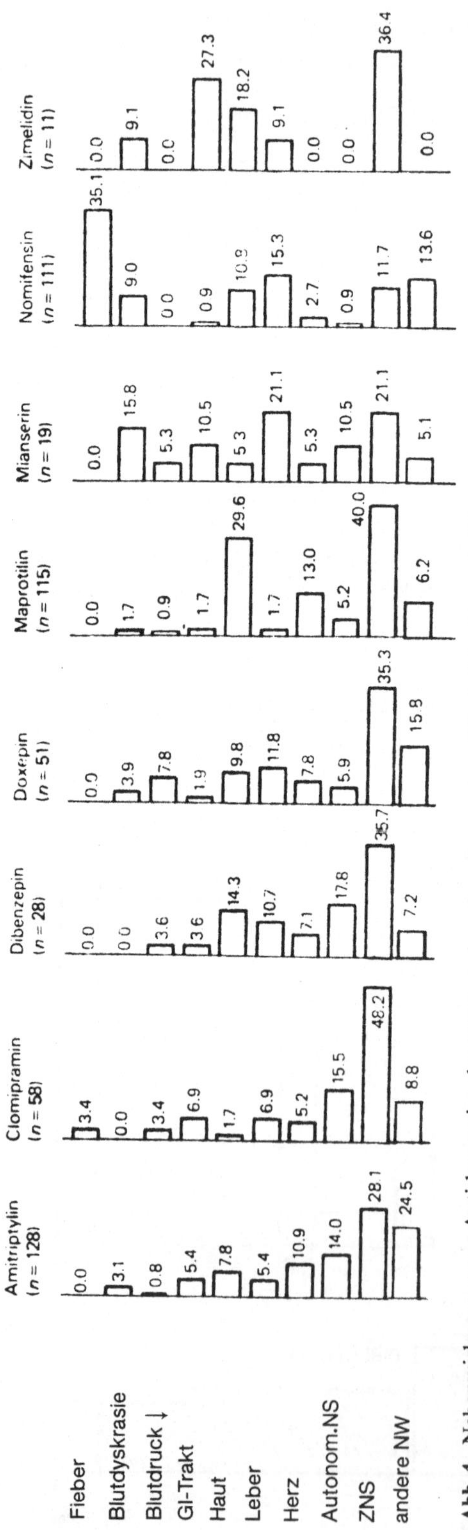

Abb. 4. Nebenwirkungen von Antidepressiva der ersten und zweiten Generation. (Nach Schmidt et al. 1986)

Serotonin-Aufnahmehemmer sowie Mianserin bezüglich der Wirkung auf die Salivation verglichen. Es kam zu einer deutlichen Einschränkung der Salivation bei Nortriptylin (1. Generation), Femoxetin und Mianserin (2. Generation), während Citalopram praktisch keine Salivationshemmung zeigte. D. h. auch innerhalb der zweiten Generation von Antidepressiva treten massive Unterschiede auf. Einberechnen muß man darüber hinaus natürlich noch einen Effekt, der jedem Kliniker schon seit Jahrzehnten bekannt ist, nämlich, daß die Salivationshemmung mit dem Eintritt der klinischen Besserung wieder verschwindet und damit z. T. auch unabhängig von der verwendeten Substanz ist. Die Abb. 3 ist ein alter Befund von Pöldinger (Pöldinger u. Gehring 1968) und zeigt, daß die Salivationshemmung, die ja mit der Krankheit an sich zusammenhängt, durch Dibenzepin (1. Generation) zu Beginn der Behandlung noch etwas verstärkt wird und dann während des Besserungsverlaufes trotz der Weitergabe des Medikamentes allmählich verschwindet.

Eine ganz andere Wirkung, die viele Diskussionen ausgelöst hat, ist die sog. „epileptogene Potenz" der Antidepressiva. Im Tierversuch wurde eine massive epileptogene Potenz bei · Amitriptylin, Mianserin, Imipramin, Desimipramin, Viloxazin und auch Maprotilin gefunden. Zu den Substanzen, die eine solche Wirkung offenbar kaum haben, gehören das Fluvoxamin, Nomifensin und Clovoxamin (Krijzer et al. 1984). Man sieht auch hier, daß zwar die Mehrzahl der Antidepressiva der zweiten Generation der Gruppe mit geringer epileptogener Potenz angehört, daß aber mit Mianserin ein neueres Antidepressivum zu der Gruppe der älteren Substanzen mit höherer epileptogener Potenz gehört. Daß diese Nebenwirkung deutlich dosisabhängig ist, wurde kürzlich klar nachgewiesen (Dessain et al. 1986).

Zur Problematik der medikamentösen Interaktionen ist bekannt, daß der Plasmalevel von trizyklischen Antidepressiva durch Neuroleptika erhöht wird, mit der Folge einer Intensivierung der Wirkung (Gram u. Fredrickson-Overo 1972). Dieselbe Interaktion existiert auch zwischen Mianserin und Perphenacin, so daß dieses Problem offenbar nicht auf die erste Generation der trizyklischen Antidepressiva beschränkt ist.

Wenn man nun versucht, das Gesagte für die Praxis zusammenzufassen, dann gibt es eine exzellente Arbeit, in der die Nebenwirkungsprofile verschiedener Antidepressiva in der BRD verglichen werden (Schmidt et al. 1986). Greift man z. B. Amitriptylin, Clomipramin, Maprotilin, Mianserin und Zimelidin heraus (Abb. 4), so sieht man, daß jede Substanz ihre Vor- und Nachteile hat. Das Profil der klassischen trizyklischen Antidepressiva zeigt vor allem ZNS-Nebenwirkungen im Sinne der Sedation und Wirkung auf das autonome Nervensystem. Andere Substanzen wie Maprotilin und Zimelidin zeigen in einem bestimmten Systembereich massiv stärkere Nebenwirkungen, hier betreffend die Haut, dafür ganz deutlich weniger im Bereich des autonomen Nervensystems. Bei Mianserin hingegen werden gehäuft Blutdyskrasien und Leber-Nebenwirkungen gefunden. Zusammenfassend kann man sagen, daß jede Substanz zwar in bestimmten Bereichen große Nachteile hat, denen aber in Einzelbereichen auch erhebliche Vorteile gegenüberstehen. Summiert man nun diese Nebenwirkungen auf, dann sieht das zwar so aus, daß es bei den klassischen Antidepressiva der ersten Generation prozentual vermehrt wegen Nebenwirkungen zu Therapieabbrüchen kommt. Letztlich liegt aber in der Therapie die Tücke beim einzelnen Patienten und nicht in der Gruppe. Von daher muß man sich jeweils fragen, wie weit Nebenwirkungen im Einzelfall relevant sind.

Ein Beispiel dafür liefert eine eigene Studie (Hobi et al. 1982), in der unter Antidepressiva die kognitive Funktion im Zusammenhang mit Fahrtauglichkeitsprüfungen untersucht wurde. Wir verglichen die Lernkurve (Abb. 5) in einem Determinationstest mit drei Messungen von normalen Probanden mit der von zwei Gruppen depressiver Patienten, von denen die einen auf die Therapie ansprachen, während sich bei den anderen kaum eine an-

tidepressive Wirkung zeigte (Vergleich zwischen dem Beginn der Therapie und 2 Monaten später unter Erhaltungsmedikation). Die Lernkurve der Depressionspatientengruppe mit gutem Effekt ist nicht mehr zu unterscheiden von der der gesunden Probanden, hingegen sind die Patienten ohne Wirkung immer noch stark behindert. Der Faktor „Krankheit" hat also u. U. beim Problem Nebenwirkungen ein mindestens ebenso großes Gewicht wie der Faktor „medikamentenbedingte Nebenwirkungen", die häufig mit der klinischen Besserung verschwinden.

Zum Schluß sollen auch noch die unterschiedlichen Behandlungskosten pro Tag zur Sprache kommen. Man kann nämlich auch den Preis der Antidepressiva als Nebenwirkung bezeichnen und muß dann natürlich klar sagen, daß die Antidepressiva der ersten Generation einen großen Vorteil haben, indem sie bei einer mittleren Tagesdosierung relativ preiswert sind. Die Antidepressiva der zweiten Generation liegen in den Tageskosten 2- bis 4mal so hoch, auch das ist vielleicht eine Nebenwirkung, die gelegentlich einzubrechnen wäre.

Zusammenfassend läßt sich folgendes sagen: In der antidepressiven Wirkung sind offenbar die Antidepressiva der zweiten Generation etwas weniger wirksam als die klassischen trizyklischen Antidepressiva. Die Frage ist, wieweit das bedeutsam für die große Zahl der Praxispatienten ist. Die Nebenwirkungen sind insgesamt bei trizyklischen Antidepressiva häufiger. Stellt man aber die Frage nach dem Risiko quod vitam, dann sieht man, daß zwei sonst besonders gut verträgliche Antidepressiva der zweiten Generation (Zimelidin und Nomifensin) wegen relativ seltenen, aber gefährlichen Nebenwirkungen vom Markt zurückgezogen werden mußten. Umgekehrt sieht es aus, wenn man die Problematik der Toxizität im Zusammenhang mit der Mortalitätsrate inkl. Suizidversuche diskutiert, also die Gesamttodesfallrate unter Antidepressiva betrachtet. Dann dürfte es so sein, daß die erste Generation der Antidepressiva ein höheres Gesamtrisiko besitzt.

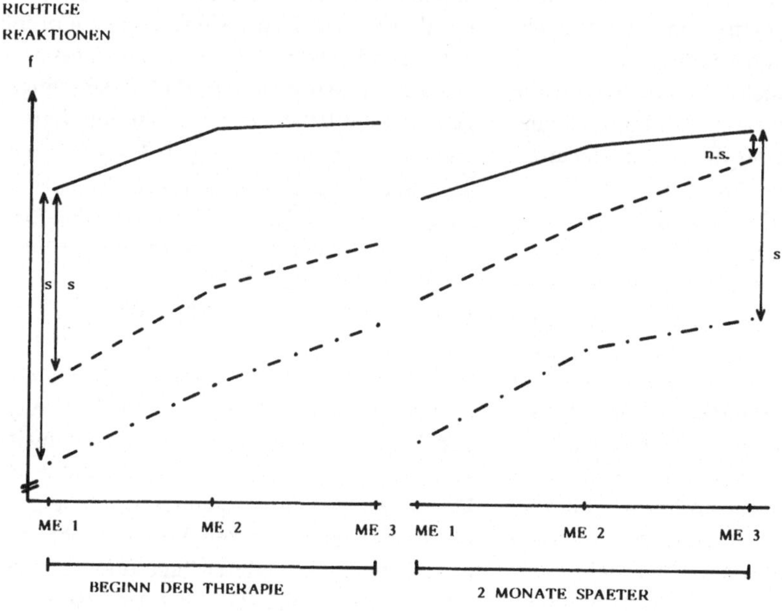

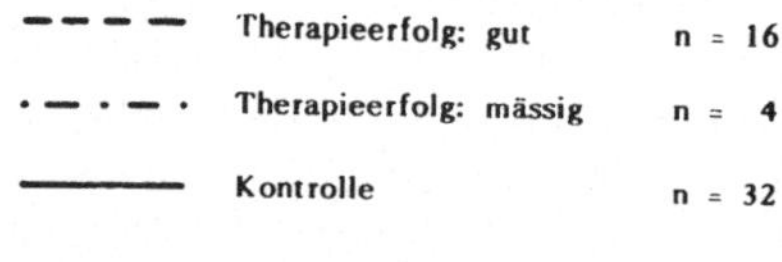

Abb. 5. Nach 2 Monaten Behandlung trotz Antidepressiva kein signifikanter Unterschied mehr zwischen Kontrollpersonen und Patienten mit guter Aufhellung der Depression. (Nach Hobi et al. 1982, Erklärung s. Text Seite 26)

Literatur

Arnold SE, Kahn RJ, Faldetta LL et al. (1981) Tricyclic antidepressants and peripheral anticholinergic acitivity. Psychopharmacology 74: 325–328

Bech P (1984) Citalopram versus clomipramine: A controlled clinical study. Clin Neuropharmacol 7 [Suppl 1]: 876–877

Christensen P, Thomsen HY, Pedersen OL et al. (1985) Orthostatic side effects of clomipramine and citalopram during treatment for depression. Psychopharmacology 86: 383–385

Clemmesen L, Jensen E, Min SK et al. (1984) Salivation after single-doses of the new antidepressants femoxetine, mianserin and citalopram. A cross-over study. Pharmacopsychiat. 17: 126–132

Cording-Tömmel C, Zerssen D von (1982) Mianserin and maprotiline as compared to amitriptyline in severe endogenous depression. A new methodological approach to the clinical evaluation of the efficacy of antidepressants. Pharmacopsychiat. 15: 197–204

Dessain EC, Schatzberg AF, Woods BT, Cole JO (1986) Maprotiline treatment in depression. A perspective on seizures. Arch Gen Psychiatry 43: 86–90

Gram LF, Fredrickson-Overo K (1972) Drug interaction: Inhibitory effect of neuroleptics on metabolism of tricyclic antidepressants in man. Br Med J I: 463–465

Hobi V, Gastpar M, Gastpar G, Gilsdorf U, Kielholz P, Schwarz E (1982) Driving ability of depressive patients under antidepressants. J Int Med Res 10: 65–81

Jakobsen J, Hauksson P, Vestergaard P (1984) Heart rate variation in patients treated with antidepressants. An index of anticholinergic effects? Psychopharmacology 84: 544–548

Krijzer F, Snelder M, Bradford D (1984) Comparison of the (pro)convulsive properties of fluvoxamine and clovoxamine with eight other antidepressants in an animal model. Neuropsychobiology 12: 249–254

Moises H-W et al. (1981) Trazodone and amitriptyline in treatment of depressed inpatients. Pharmacopsychiat. 14: 167–171

Møller M, Thayssen P, Kragh-Sørensen P et al. (1983) Mianserin: Cardiovascular effects in elderly patients. Psychopharmacology 80: 174–177

Montgomery SA, McAuley R, Montgomery DB et al. (1980) Pharmacokinetics and efficacy of maprotiline and amitriptyline in endogenous depression: A double-blind controlled trial. Clin Ther 3: 292–310

Pöldinger W, Gehring A (1968) Vegetative Untersuchungen im Rahmen der Depressionsdiagnostik. Monatskurse Ärztl Fortbild 4: 190–192

Schmidt LG, Grohmann R, Müller-Oerlinghausen B et al. (1986) Adverse drug reactions to first- and second-generation antidepressants: A critical evaluation of drug surveillance data. Br J Psychiat 148: 38–43

Diskussion

Schüssler: Für mich ergeben sich aus dem was Sie gesagt haben eigentlich drei Konsequenzen oder Fragen. Erstens muß man dem niedergelassenen Arzt sagen, daß es kein Antidepressivum gibt, das frei von Nebenwirkungen ist. Zweitens muß man die spezifischen Nebenwirkungen berücksichtigen, die ja spezifische, absolute oder relative Kontraindikationen bedingen. Und drittens muß man den Patienten über diese Nebenwirkungen aufklären. Aus diesen drei Punkten ergibt sich aber dann für mich die Frage: Ist nicht damit der Allgemeinarzt überfordert, indem er von sechs, sieben oder acht Präparaten die spezifischen Nebenwirkungen kennen soll? Ist es folglich nicht eher sinnvoll, ihm zwei bis drei Präparate zu empfehlen, deren Wirkungen und Nebenwirkungen er wirklich exakt kennt?

Philipp: Ich komme zu genau den gleichen Schlußfolgerungen. Man sollte dem Praktiker empfehlen, sich auf wenige Präparate zu beschränken und sich das Wirkungsprofil und Nebenwirkungsprofil dieser wenigen Präparate ganz genau anzuschauen.

Hippius: Wir sollten in unserer Empfehlung auch nicht die erste und zweite Generation so apodiktisch einander gegenüberstellen, sondern dem Praktiker eher empfehlen, das als eine Einheit zu sehen und sich etwa drei geeignete Präparate auszusuchen, mit denen er Erfahrungen sammeln kann.

Gastpar: Ich würde ebenfalls klar sagen, daß der Praktiker sein Instrumentarium reduzieren muß. Ich würde nie über drei Substanzen gehen. Alles andere ist eine völlige Überforderung.

Laakmann: Ich frage mich, wie weit die Studien aus der Klinik, in denen oft relativ geringe Patientenzahlen involviert sind, für den Praktiker relevante Ergebnisse erbringen. Die Klinikpatienten sind meiner Meinung nach nur bedingt den ambulanten Patienten vergleichbar. Therapieempfehlungen aufgrund von Klinikstudien können dementsprechend nicht ohne Einschränkung zur Therapieempfehlung für die Praxis herangezogen werden. Wäre es daher nicht notwendig und empfehlenswert, gezielt Studien in der Praxis durchzuführen und niedergelassene Kollegen dazu zu motivieren, anhand ihrer Patienten für die Praxis relevante Daten zu erheben, um aufgrund derartiger Studien Therapieempfehlungen für die ambulante Behandlung von Patienten zu erarbeiten?

Gastpar: Ich würde das sehr unterstützen. Die Gruppe um Linden in Berlin hat ja gezeigt, daß auch der Anwendungsbereich, vor allem der Dosisbereich in der Praxis, ganz anders ist und damit auch die Wertigkeit der Nebenwirkungen. Gewisse Nebenwirkungen treten erst ab einer bestimmten Dosishöhe relevant auf, z. B. ist die epileptische Potenz von Maprotilin bei Dosen bis zu 100 mg zu vernachlässigen.

Laux: Die antidepressive Potenz der neueren Antidepressiva ist ja, wie Sie gezeigt haben, sicherlich nicht höher, sondern von der Tendenz her für viele Präparate eher geringer als die der klassischen Trizyklika. Könnte man für die Praxis empfehlen, die leichteren, mittelschweren Depressionen mit einem nichttrizyklischen Antidepressivum zu behandeln, während für die Behandlung der schweren Depression nach wie vor primär Trizyklika indiziert sind? Was die Nebenwirkungen anbetrifft, glaube ich, sind gerade die vegetativen Nebenwirkungen, die sicherlich lästig sind, von der Werbung überbetont worden. In den allermeisten Fällen sind sie harmlos, während wir ja jetzt durchaus mit vielleicht ernsteren Nebenwirkungen konfrontiert werden, z. B. Blutbildschäden, Immunreaktionen. Von diesen vegetativen anticholinergen Nebenwirkungen wäre aus meiner Sicht ja eigentlich nur die delirogene Wirkung zu beachten, insbesondere bei Alterspatienten, und bei Risikopatienten Miktionsstörungen. Alles andere ist aus meiner Sicht kaum problematisch; ich habe unter den höchsten Dosen von Trizyklika noch nie einen Glaukomanfall erlebt, und ich habe mit vielen Kollegen darüber gesprochen, die das gleiche feststellen. Auf der anderen Seite noch eine Frage zur Langzeitapplikation: Nachdem wir mögliche Zusammenhänge zwischen dem Cholinstoffwechsel und der Demenz vom Alzheimer-Typ kennen, wäre dann aus Ihrer Sicht nicht doch eine gewisse Zurückhaltung in der Langzeitverordnung von anticholinergen Trizyklika angezeigt, insbesondere bei älteren Patienten?

Gastpar: Zu dem Problem „relevante Nebenwirkungen" haben Sie zwei gute Beispiele gebracht. Nur, ist das die Sicht des Arztes? Ich glaube, wir müssen den Praktiker verstehen, daß dieser auch gleichzeitig die Sicht des Patienten vertreten muß, sonst geht er nämlich zu einem anderen Arzt, d. h. auch die subjektiv unangenehmen ungefährlichen Nebenwirkungen sind wichtig. Vielleicht sollte man diese auch didaktisch trennen von den medizinisch relevanten, das wäre mal etwas Hilfreiches. Aber für die Beziehung zum Patienten sind eben die subjektiv unangenehmen wie die medizinisch relevanten wichtig. – Mit Ihrer Bemerkung zum Glaukomanfall gehe ich ganz einig. Hingegen gibt es viele Belege dafür, daß demente, depressive Patienten von einer Behandlung mit trizyklischen Antidepressiva sehr wohl profitieren. Das bedeutet, daß die cholinerge Theorie der Demenz vom Alzheimer-Typ offenbar noch nicht alles erklärt.

Rüther: Wir sollten dem Allgemeinarzt sagen, daß diese unerwünschten Wirkungen der älteren Antidepressiva, die uns in der Therapie limitiert haben, meistens dann aufgetreten sind, wenn wir viel zu hoch dosiert haben. In niedrigeren Dosierungen bei den milderen Depressionen, wo wir häufig neuere Antidepressiva geben, treten bei den klassischen trizyklischen Antidepressiva diese unerwünschten Wirkungen in wesentlich geringerem Maße auf.

Merksätze für die Praxis zum Thema:

WIE IST DIE ANTIDEPRESSIVE WIRKUNG UND DIE VERTRÄGLICHKEIT DER KLASSISCHEN, TRIZYKLISCHEN ANTIDEPRESSIVA IM VERGLEICH ZU NEUEREN ANTIDEPRESSIVA ZU BEURTEILEN?

1. Antidepressiva der ersten Generation (z.B. Amitriptylin oder Doxepin) haben nach wie vor einen wichtigen Platz in der ambulanten und stationären Therapie von depressiven Syndromen.

   Antidepressiva der zweiten Generation haben ihre Domäne vor allem bei der Behandlung von Patienten mit weniger schweren depressiven Syndromen.

   Für angstbetonte depressive Syndrome sind die sedierenden Antidepressiva im allgemeinen und die trizyklischen im besonderen geeignet.

   Patienten, die auf Antidepressiva der ersten Generation nicht ansprechen, sollten mit denen der zweiten Generation behandelt werden und umgekehrt.

2. Die unerwünschten Wirkungen der Antidepressiva der ersten Generation sind z.T. für die Patienten subjektiv unangenehmer als die der Antidepressiva der zweiten Generation; auch ist die therapeutische Breite häufig geringer.

   Bei Arzneimitteln, die noch nicht über längere Zeit (mehrere Jahre) auf dem Markt im ambulanten und stationären Bereich breit angewandt werden, ist auf neue, z.T. seltene, womöglich lebensbedrohliche unerwünschte Wirkungen zu achten.

3. Der praktizierende Arzt sollte sich auf 3 Antidepressiva mit unterschiedlichem Wirkungsspektrum, deren Vorteile und Nebenwirkungen er kennt, beschränken.

Wie sind Antidepressiva in der Praxis zu dosieren? Wie ist die Einnahmesicherheit in der ambulanten Behandlung zu gewährleisten?

G. Schüssler

Wenn wir über Empfehlungen und Fragen zur Depressionsbehandlung in der Praxis von niedergelassenen Ärzten sprechen, so ist es möglich, zwei Wege zu wählen: Wir können die bekannten Lehrbuchrichtlinien heranziehen und sie den Niedergelassenen als Richtschnur mitgeben. Dies bedeutet eine Dosisempfehlung von z. B. 100–150 mg pro Tag für die trizyklischen Antidepressiva, Dosierungen, wie sie in der klinischen Behandlung üblich sind.

Der zweite Weg ist, zu untersuchen, wie die wirklichen Behandlungsbedingungen in der Praxis sind. Seit 5 Jahren haben wir in der Forschungsgruppe Ambulante Therapie an der Psychiatrischen Klinik der Freien Universität Berlin (kurz: FAT) versucht, im Rahmen einer Zusammenarbeit zwischen Wissenschaftlern der Universität und niedergelassenen Nervenärzten die Gegebenheiten der Praxis, die Patienten und Behandlungsbedingungen in der nervenärztlichen Praxis zu untersuchen (Helmchen et al. 1984). Im letzten Jahr ist die Zusammenarbeit ausgedehnt worden auf internistische und Allgemeinarztpraxen. Die in mehreren Untersuchungen mit insgesamt etwa 60 niedergelassenen Nervenärzten gewonnenen Ergebnisse lassen sich wie folgt zusammenfassen:

1. In der Praxis überwiegen Depressionsformen, die wir gängigerweise als neurotische Depression, depressive Persönlichkeit und kurz oder länger dauernde depressive Reaktion beschreiben. Sogar in der Nervenarztpraxis machen die mono- und bipolaren endogenen Depressionen nur knapp 20% aller Depressionsdiagnosen aus, in der Allgemeinarztpraxis ist ihr Anteil zu vernachlässigen. Betrachten wir nun die aktuelle Schwere der depressiven Erkrankungen in der Praxis, so zeigt es sich, daß es sich um leicht- bis mäßiggradige depressive Syndrome handelt. In der Einschätzung durch Ärzte auf der Hamilton-Depressionsskala fanden sich in 2 Studien durchschnittliche Werte von 13 bzw. 17 Punkten (6–29, 0–35). Entsprechend lag die Selbsteinschätzung der Patienten auf der Depressivitätsskala nach von Zerssen bei durchschnittlich 16 bzw. 23 Punkten (0–48, 5–47). Die Werte der Selbst- und Fremdeinschätzung von depressiven Patienten in der Praxis liegen also weit unter denen entsprechender Patienten in der Klinik (Linden u. Schüssler 1986).

2. Wie wird die Behandlung in der Praxis durchgeführt? Gemessen an den genannten Lehrbuchempfehlungen, finden sich in den untersuchten Praxen erstaunlich niedrige Tagesdosierungen der Antidepressiva mit entsprechend niedrigen Serumspiegeln. Beispielgebend (Tabelle 1) sei die Dosierung von Amitriptylin bei 78 untersuchten Patienten herausgegriffen: im Durchschnitt erhielten die Patienten 48 mg täglich, 67% erhielten bis 50 mg, 26% bis 100 mg und nur 7% über 100 mg (Linden u. Schüssler 1985). Ähnliche Dosierungsgewohnheiten finden sich bei allen anderen marktgängigen Antidepressiva, wie z. B. Maprotilin, Clomipramin, Mianserin. Hieraus erwächst die Frage, ob dieses abweichende Dosierungsverhalten auf mangelnder Sachkenntnis der niedergelassenen Nervenärzte beruht. In einer Befragung der Nervenärzte zur Dosierung in der ambu-

Tabelle 1. Dosierung von 6 verschiedenen Antidepressiva in der Nervenarztpraxis

Medikament	Mittlere Dosierung mg/d	1–50 mg	51–100 mg	101–300 mg	n
Amitriptylin	48	67%	26%	7%	78
Maprotilin	72	39%	52%	8%	23
Clomipramin	53	80%	10%	10%	10
		1–30 mg	31–60 mg	61–90 mg	
Mianserin	41	33%	60%	7%	27
		1–50 mg	51–75 mg	76–100 mg	
Nomifensin	66	55%	27%	18%	11
		1–120 mg	121–240 mg	241–480 mg	
Dibenzepin	280	33%	33%	33%	9

Tabelle 2. Dosisempfehlung niedergelassener Nervenärzte zur Behandlung stationärer und ambulanter Patienten mit Amitriptylin

Dosierweise	Ambulante Patienten	Stationäre Patienten
Niedrige Dosierung (mg/Pa)	60,0 (s: 34,3)	136,5 (s: 51,7)
Mittlere Dosierung (mg/Pa)	79,8 (s: 30,0)	155,7 (s: 45,0)
Hohe Dosierung (mg/Pa)	100,0 (s: 36,8)	182,7 (s: 48,3)

lanten und stationären Behandlung wird jedoch deutlich, daß sie für die stationäre Behandlung unsere Lehrbuchempfehlung als Richtdosis angeben, d.h. sehr wohl um diese Empfehlungen wissen (Tabelle 2).

Vergleichbare Ergebnisse erbrachte eine Umfrage bei niedergelassenen Internisten in West-Berlin. Ein ähnliches Bild ergibt sich auch aus Untersuchungen z.B. von Johnson (1981), Kline (1982) und anderen internationalen Arbeitsgruppen, die sich die Untersuchung ambulanter Behandlungsbedingungen zum Ziel gesetzt haben.

Aus diesen Ergebnissen entstehen für uns folgende Überlegungen:

Das Prinzip der Entweder-oder-Dosierung ist für den Bereich der Antidepressiva möglicherweise nicht gültig (Corona et al. 1980).

Bei der Behandlung der meisten Erkrankungen, wie z.B. des Hypertonus oder des Diabetes, ist es selbstverständlich, daß die Dosierung individuell und nicht zuletzt in Abhängigkeit von der Schwere des Krankheitsbildes vorgenommen werden muß. Da die Schwere der Depressionen in der Praxis jedoch weitaus geringer ist, würde hieraus eine erheblich geringere Dosierung für die meisten Patienten in der Praxis folgern. Zum weiteren ist es wichtig, den ambulanten Patienten in seiner Arbeits- und Familienwelt möglichst wenig zu beeinträchtigen (z.B. durch Nebenwirkungen).

Ich möchte somit folgende Empfehlung zur Diskussion stellen: Zur Behandlung der üblichen depressiven Syndrome in der Praxis ist eine Dosierung von z.B. 50–75 mg eines trizyklischen Antidepressivums ausreichend. Im Falle einer Therapieresistenz sollte die Dosierung erhöht bzw. das Antidepressivum gewechselt werden.

Nun zum Compliance-Problem, d.h. wie kann man die Einnahmesicherheit in der ambulanten Behandlung gewährleisten?

Unter ambulanten Behandlungsbedingungen nehmen die Patienten einen gewichtigen Einfluß auf ihren Behandlungsverlauf, sei es, indem sie die Behandlung abbrechen oder die Therapievorschriften nicht in die Tat umsetzen, z.B. indem sie verordnete Medikamente weglassen oder in der falschen Dosierung oder zum falschen Zeitpunkt einnehmen. So brachen in einer ambulanten kontrollierten Antidepressivabehandlung in der FAT 46% der Patienten ihre Behandlung vorzeitig, meist in den ersten beiden Wochen, ab, und weitere 29% der Patienten nahmen ihre Medikation unregelmäßig ein. Diese Zahlen entsprechen den Ergebnissen der Literatur. Die Gruppe mit der regelmäßigen Medikationseinnahme zeigte am Ende der 12wöchigen Behandlung eine signifikant deutlichere Besserung der depressiven Symptomatik, so daß dies auch den Wert der Bemühungen um die Einnahmesicherheit verdeutlicht (Linden u. Schüssler 1986). Im Rahmen dieser Studie wurde die Medikamenteneinnahme durch den Nachweis der Substanz im Urin kontrolliert. Arzt und Patient gaben beide übereinstimmend überhöhte Zahlen der Medikamenteneinnahme an. So vermuteten die Ärzte, daß die Patienten an 89% der Untersuchungstage ihre Medikation eingenommen hätten; der Nachweis der Einnahme gelang jedoch nur in 72%, wobei die Ärzte bei 23% der Patienten eine Einnahme fälschlicherweise annahmen (Tabelle 3). Diese kurze Darstellung verdeutlicht das Problem der Compliance in der ambulanten Behandlung und der Fehleinschätzung von seiten der Ärzte und Patienten.

Wie kann man nun dieses Problem lösen, welche Empfehlungen kann man dem niedergelassenen Arzt an die Hand geben?

Tabelle 3. Übereinstimmung zwischen Urinbefund und Angaben vom Arzt zur Medikamenteneinnahme am selben Tag

| | | Arztangaben über die Medikamenteneinnahme des Patienten am selben Tag (n = 136) | |
		ja	nein
Ergebnis des	positiv	66%	6%
Urintests	negativ	23%	5%

Das einfachste Verfahren ist, die Medikamenteneinnahme mit Hilfe von Blutspiegel- bzw. Urinuntersuchungen zu kontrollieren. Dies ist jedoch in der Praxis nur selten möglich. Einfach und bewährt ist die Berechnung der verschriebenen Medikamente versus der vom Patienten angeblich eingenommenen Anzahl; dies bietet jedoch selbstverständlich keine Sicherheit.

In der umfangreichen Literatur zur Compliance-Forschung haben sich drei wesentliche Bereiche herausgestellt, die einen großen Einfluß auf die Behandlungsführung haben: Patienten- und Arzt-Variablen, die in das Arzt-Patient-Verhältnis eingebettet sind, die Therapiedurchführung und der Einfluß Dritter (Linden 1986). Auf einige wesentliche Gesichtspunkte sei hingewiesen: Als Ärzte müssen wir uns vor einer moralisierenden Bewertung hüten, falls der Patient von unseren Empfehlungen und Vorstellungen abweicht. Die aktive Beteiligung des Patienten an seiner Behandlung ist das Ziel, sie ist Ausdruck des Selbstverfügungsrechtes des Patienten, das wir akzeptieren müssen. Die Behandlung sollte für den Patienten so leicht verstehbar und durchführbar sein wie möglich, d. h. etwa die Zahl der verordneten Tabletten und die Zahl der Einnahmezeitpunkte sollte möglichst gering sein. Am besten wäre nur ein Einnahmezeitpunkt.

Je zufriedener ein Patient mit seiner Behandlung und dem behandelnden Arzt ist, desto eher ist er zu einer konsequenten Kooperation bereit. Dies macht es notwendig, daß der Arzt die Krankheitsvorstellungen und Behandlungserwartungen des Patienten annimmt, seine Sorgen und Befürchtungen aufgreift und dies mit dem Patienten bespricht. Der Patient sollte über die medikamentöse Behandlung, ihre Notwendigkeiten, Vorteile und auch Nebenwirkungen klar und verständlich aufgeklärt werden.

Es ist notwendig, dem Patienten zu verdeutlichen, daß die thymoleptische Wirkung von Antidepressiva erst mit einer gewissen Latenz (bis zu 14 Tagen) eintritt. Falls für den Patienten kurzfristige Wirkungen wie z. B. Sedierung oder Schlafanstoß notwendig sind, kann in den ersten Tagen z. B. ein Benzodiazepinpräparat hinzugefügt werden. All dies kann die Compliance des Patienten verbessern, zeigt aber auch, daß die Einflußmöglichkeiten des Behandlers in der freien Praxis begrenzt sind, und wir die Freiheiten des Patienten anerkennen müssen.

Zusammenfassend ist zu sagen: Eine Verbesserung der Compliance soll die Voraussetzungen schaffen, damit der Patient die ihm zufallenden Aufgaben bei seiner Behandlung akzeptieren und auch sachgemäß übernehmen kann.

Folgende Punkte können die Compliance verbessern:

1. Aufklärung und Information des Patienten über die erwünschten Hauptwirkungen und möglichen unerwünschten Nebenwirkungen des Medikamentes, um den Patienten gegen die Nebenwirkungen zu „immunisieren". Hierzu gehört auch die Aufklärung darüber, daß die antidepressive Wirkung erst nach 1–2 Wochen, die Nebenwirkungen jedoch schon nach kurzer Zeit auftreten werden.
2. Die Medikamenteneinnahme sollte möglichst einfach sein, z. B. eine Tablettenverordnung am Tag.
3. Das selbstverständliche Akzeptieren von „Non-Compliance" als ein Selbstbestimmungsrecht des Patienten, um darauf aufbauend die Krankheitsvorstellungen und Behandlungserwartungen des Patienten zu hinterfragen und möglicherweise zu verändern.
4. Gezielte Kontrollmaßnahmen, wie z. B. Blutspiegelkontrollen, sind nur in Ausnahmefällen durchführbar und notwendig. Ein einfacher Hinweis ist die Buchführung des Arztes über die von ihm ausgestellten Rezepte.

Literatur

Corona GL, Pinelli P, Zerbi F, Fenoglio L, Santagonstino S, Frattini P, Cucci ML (1980) Amitriptyline, nortriptyline, plasma levels and clinical response in women with affective disorders. Pharmacopsychiat. 13: 102–110

Helmchen H, Linden M, Schüssler G (1984) The private practice-study group as phase-IV research tool. Pharmacopsychiat. 17: 157–161

Johnson DAW (1981) Depression: Treatment compliance in general practice. Acta Psychiat Scand 63 [Suppl 290]: 447–453

Kline AD (1982) A controlled comparison of trimipramine and amitriptyline. J Clin Psychiat 43: 100–144

Linden M (1986) Compliance. In: Dölle W, Müller-Oerlinghausen B, Schwabe U (Hrsg) Grundlagen der Arzneimitteltherapie. B. I.-Wissenschaftsverlag, Mannheim

Linden M, Schüssler G (1985) Low dosage antidepressant treatment in private psychiatric practice – a replication study. Pharmacopsychiat. 18: 44–45

Linden M, Schüssler G (1986) Compliance and treatment outcome of antidepressant therapy in private psychiatric practice. Pharmacopsychiat. 19: 255–256

Linden M, Müller-Oerlinghausen B, Schüssler G, Wilke-Burger H (1983) Dosages and serum levels of amitriptyline in depressed outpatients under routine treatment conditions. Supporting low-dose therapy? Psychopharmacol Bull 19: 106–108

Sakett DL, Haynes RB (1976) Compliance with therapeutic regimens. John Hopkins Univ. Press, Baltimore

Diskussion

Rüther: Eine Frage, die uns häufig gestellt wird: Wie ist es mit der Aufklärung über die unerwünschten Wirkungen? Wenn Sie zu stark aufklären und bestimmte Nebenwirkungen betonen, werden Sie am nächsten Tag angerufen, daß genau diese unerwünschten Wirkungen eingetreten sind. Wie soll die Aufklärung in praxi durchgeführt werden?

Hippius: Wie halten Sie es mit der gesetzlich geforderten Aufklärung über den Waschzettel? Das nimmt für mich immer sehr viel Zeit in Anspruch, insbesondere, wenn ich die Patienten mit einer solchen Liste von schwerwiegenden Nebenwirkungen vertraut machen muß.

Schüssler: Ich würde folgendes Procedere vorschlagen: Die Patienten sollten vorrangig über die Nebenwirkungen aufgeklärt werden, die sie mit mehr oder weniger Wahrscheinlichkeit an sich verspüren werden, d. h. bei Trizyklika sicherlich über Mundtrockenheit u. ä. Bezüglich des Waschzettels muß man erwähnen, daß hier auch sehr schwerwiegende Nebenwirkungen aufgeführt sind. Man sollte den Patienten aber beruhigen, daß diese Nebenwirkungen außerordentlich selten sind und daß er unter ärztlicher Kontrolle steht, so daß diese Nebenwirkungen regelmäßig kontrolliert und mitbeachtet werden. Ich denke, man muß sich davor hüten zu dramatisieren, eher sollte man dem Patienten hier entgegenkommen. Die am häufigsten auftretenden Nebenwirkungen sind nicht so gravierend, wie sie z. T. in den Waschzetteln beschrieben werden.

Rüther: Wir werden immer wieder gefragt, wann soll man Blutspiegelmessungen durchführen. Sie haben vorhin empfohlen, möglichst niedrig zu dosieren; häufig kommt man ja mit sehr niedrigen Dosierungen aus. Bei vielen Therapieversagern in der Praxis wurde aber wahrscheinlich zu niedrig dosiert, und aus diesem Dilemma müssen wir dem Praktiker heraushelfen. Meiner Meinung nach sollte man den Blutspiegelmessungen etwas positiver gegenüberstehen. Bei Therapieversagern, die nach Meinung des Arztes mit der richtigen Dosis behandelt wurden, sollten m. E. Blutspiegelkontrollen durchgeführt werden. Wenn dann niedrige Spiegel vorliegen, kann die Dosis weiter erhöht werden.

Schüssler: Das sind Ausnahmefälle, in denen es sicherlich angebracht und notwendig ist. In der Regel ist das in der Praxis jedoch nicht durchzuführen, so daß gerade Therapieversager dann zu Fachärzten oder Fachambulan-

zen überwiesen werden sollten. Ein größeres Problem liegt in den eingesetzten Dosen. Dosierungen wie wir sie in den Praxen gefunden haben, liegen teilweise an der Grenze der Placebodosierung. Gerade bei Dosierungen um 30 mg, wo ja aufgrund unserer Parameter überhaupt erst eine neurophysiologische Veränderung oder therapeutische Wirkung zu erwarten ist, stellt sich die Frage, ob nicht z. T. Placeboeffekte zur Geltung kommen oder ob hier schon eine spezifische antidepressive Wirkung einsetzt?

Laux: Auch unsere Erfahrung ist die, daß die Patienten zu einem beträchtlichen Prozentsatz unterdosiert sind.

Laakmann: Hinweisen möchte ich nochmals auf Studien, die zeigen, daß 75 mg Amitriptylin bei ambulanten Patienten hocheffektiv sind und signifikant bessere therapeutische Effekte erzielen als Placebo.

Gastpar: Ich hoffe, daß es in Deutschland bald, wie bei uns in der Schweiz, neue Packzettel gibt, die speziell für die Patienten formuliert sind. Was die Empfehlungen zur Dosierung anbetrifft, kann man m. E. nicht generell sagen, daß in der Praxis zu niedrig dosiert wird. Das ist unsere Sicht als Kliniker, da wir ja eine Negativauswahl aus der Praxis bekommen. Für diese Gruppe trifft das zu, aber natürlich nicht für diejenigen, die mit den niedrigen Dosierungen erfolgreich behandelt werden.

Demisch: Zum Problem Compliance: Wie ist denn der Einfluß einer relativ rasch initial erfahrenen Erleichterung oder Besserung – das muß nicht die antidepressive Wirkung sein, das kann auch ein schlafanstoßender Effekt sein – auf die Compliance? Ich kenne keine Untersuchung dazu. Man sollte einmal untersuchen, warum 40% der Patienten abbrechen. Ist es nicht so, daß sie nach 1 Woche nichts merken oder nach 14 Tagen, und einfach keine Lust mehr haben? Sollte man nicht eher empfehlen, initial lieber hoch zu dosieren oder zu kombinieren, so daß der Patient innerhalb der ersten Tage eine Wirkung spürt und sich ein gewisses Vertrauensverhältnis aufbaut?

Laux: Ich möchte nochmal auf die Feststellung zurückkommen, daß die ambulanten Patienten mit diesen niedrigen Dosen erfolgreich behandelt wurden. 46% Therapieabbrecher: da können wir nicht von einer erfolgreichen Behandlung sprechen.

Hippius: Bevor wir auf dieses Problem eine schlüssige Antwort geben können, müssen wir wissen, was mit diesen Therapieabbrechern passiert. Wenn das tatsächlich, wie Herr Demisch sagte, daran liegt, daß die Patienten eine *initiale* Wirkung vermissen und deswegen abbrechen, sollte man folgendermaßen vorgehen: Hat der depressive Patient Schlafstörungen, kann man ihm sehr gut klarmachen, daß ihm das Antidepressivum zuerst einmal dazu verhilft, wieder besser zu schlafen. Er wird dann die ohne Latenz einsetzende Sedierung weniger als Nebenwirkung, sondern als „Stufe 1" des Therapiezieles empfinden und schon eine gewisse Erleichterung verspüren. Bezüglich der Depressionslösung sollte man an seine Geduld appellieren. Bei den Patienten, die gut schlafen, versuche ich die Mundtrockenheit als erstes Zeichen der beginnenden Wirkung des Antidepressivums zu „verkaufen". Ob ich dazu nun unbedingt eine initial hohe Dosierung oder eine Kombination brauche, ist noch fraglich.

Laakmann: Ich möchte noch einmal auf die Frage der Dosierung zurückkommen. Wie die verschiedensten Untersuchungen in den letzten Jahren gezeigt haben, ist es enorm schwierig, einen Wirksamkeitsunterschied zwischen zwei Veren nachzuweisen, noch viel schwieriger erscheint es bei einem Verum zwischen zwei Dosierungen einen signifikanten Wirksamkeitsunterschied aufzuzeigen. In den von uns mit niedergelassenen Ärzten durchgeführten Studien bei ambulanten Patienten gelang es auch bei einer größeren Patientenzahl nicht, einen Wirksamkeitsunterschied zwischen zwei Dosierungen eines Präparates zu erarbeiten, lediglich wurde deutlich, daß bei höherer Dosierung des Präparates zusätzliche Nebenwirkungen auftraten.

Schüssler: Ich denke, es ist deutlich geworden, daß das Problem der richtigen Dosis wissenschaftlich noch nicht eindeutig geklärt ist. Für die Handhabung in der Praxis verfügen die niedergelassenen Ärzte über einen breiten Erfahrungsschatz, daß Dosierungen um 50–75 mg bei denjenigen depressiven Erkrankungen, die dort vorherrschen, zu Beginn der Behandlung der angemessene Weg zu sein scheinen. Zu hohe Dosierungen am Anfang würden die Abbrecherrate wahrscheinlich nur durch vermehrte Nebenwirkungen erhöhen. Nach unserem derzeitigen Erkenntnisstand kann man keine völlig abgesicherte Empfehlung geben.

Merksätze für die Praxis zum Thema:

WIE SIND ANTIDEPRESSIVA IN DER PRAXIS ZU DOSIEREN?
WIE IST DIE EINNAHMESICHERHEIT IN DER AMBULANTEN
BEHANDLUNG ZU GEWÄHRLEISTEN?

1. *Vor Therapiebeginn:*
   - Aufklärung des Patienten über seine Krankheit
   - zeitlichen Ablauf und Therapieziel besprechen
   - Aufklärung über 1- bis 2wöchige Latenz bis zum Wirkungseintritt
   - Aufklärung über die schon bald auftretenden Nebenwirkungen

2. *Beginn der Therapie:*
   - einschleichende Dosierung bis zur mittleren Tagesdosis innerhalb längstens 1 Woche (in der Regel 50–75 mg eines trizyklischen Antidepressivums)
   - kurze Konsultationsintervalle solange der Patient depressiv ist

3. *Hauptphase der Therapie:*
   - Fortführung mit mittlerer Tagesdosis für 2–3 Wochen
   - bei Therapieerfolg Fortsetzung der Behandlung mit gleicher Dosis über mindestens 4 Wochen
   - bei unbefriedigendem Therapieerfolg Erhöhung der Dosis oder Wechsel auf ein anderes Antidepressivum

4. *Beendigung der Therapie:*
   - nach stabiler Besserung „Ausschleichen" über 4–6 Wochen
   - Abbau der Abenddosis in den letzten 2 Wochen

Welche Kriterien sind bei der Therapie der Altersdepression zu beachten?

G. Laux

Etwa 15% der Bevölkerung ist älter als 65 Jahre und ca. ¼ der über 65jährigen leidet an einer behandlungsbedürftigen seelischen Störung. Die häufigste psychische Erkrankung im Alter ist die Depression: Die Prävalenz depressiver Erkrankungen im Senium wird auf mindestens 10% geschätzt (Angst 1986; Bergener 1986; Blazer 1982). Bedauerlicherweise wird aber offenbar ein relativ großer Prozentsatz der Altersdepressionen *nicht* erkannt, korrekt diagnostiziert und entsprechend behandelt (Nielsen u. Williams 1980).

In Tabelle 1 sind Faktoren zusammengestellt, die für die Gerontopsychiatrie von besonderer Bedeutung sind:

Häufig liegt eine Multimorbidität vor, so daß oft eine medikamentöse Kombinationsbehandlung – mit entsprechenden Compliance-Problemen – erforderlich ist. Im Alter kommt es zu Veränderungen in der Pharmakokinetik (Resorption, Eiweißbindung, Metabolisierung, Ausscheidung). Veränderungen der Rezeptorempfindlichkeit, physiologische Neurotransmitterverarmung im Alter und hirnorganischer Abbau führen zu einer reduzierten psychophysischen Adaptations- und Kompensationsfähigkeit. Biochemische Altersveränderungen verursachen also eine erhöhte Vulnerabilität für affektive Erkrankungen, wobei als auslösende Momente psychogene und soziogene Faktoren (besondere psycho-

Tabelle 1. Besondere Probleme der Geriatrie

- Multimorbidität
- Compliance
- Pharmakokinetik
- Rezeptorempfindlichkeit
- Neurotransmitterverarmung
- Hirnorganischer Abbau
- Erniedrigte psychophysische Adaptation und Kompensation
- Psychosoziale Situation

Tabelle 2. Klinische Psychopathologie von Altersdepressionen. (In Anlehnung an Ayuso-Gutierrez 1983)

Klinische Form	Klinische Charakteristik
Hypochondrische Depression	• Verstärkte Selbstbeobachtung der Körperfunktionen spielt eine wichtige Rolle • Häufig verbunden mit objektiven organischen Veränderungen • Vorliegen hysteriformer Züge
Larvierte Depression	• Dominierende körperliche Symptome maskieren die zugrundeliegende Depression
Pseudodementielle Depression	• Auftreten von Verwirrtheit und Apathie • Häufig rascher Beginn • Prämorbid eher niedrige Intelligenz
Paranoide Depression	• Soziale Isolation, Reizarmut und reduzierte Sensorik sind häufig der Grund für Art und Ausmaß der paranoiden Symptomatik bei depressiven alten Menschen
Nihilistisch-wahnhafte Depression	• Verneinung der Funktionen und Organe des eigenen Körpers

soziale Situation der Alterspatienten) eine bedeutsame Rolle spielen. Man muß deshalb von einer multifaktoriellen Genese bei Altersdepressionen ausgehen; die Behandlung erfordert – auch in Anbetracht der erhöhten Sensitivität gegenüber Psychopharmaka – einen subtilen, mehrdimensionalen Therapieplan (Böning 1983; Gottfries 1981; Murphy 1985).

Die typische Symptomatologie von Altersdepressionen ist in Tabelle 2 zusammengefaßt.

Häufig findet man hypochondrisch-hysteriform geprägte Bilder, somatisierte, larviert-maskierte depressive Zustände und paranoide Depressionen mit ängstlich-agitierter Syndromausgestaltung treten im Alter ebenfalls gehäuft auf, die typische depressive Symptomatologie kann „verblaßt" sein (Brown et al. 1984; Lauter u. Zimmer 1984; Robinson u. Spiker 1985). Symptomatische und sekundäre Depressionen – z. B. pharmakogene Depressionen – sollten ebenso berücksichtigt werden wie die wichtige Differentialdiagnose depressive Pseudodemenz (Ayuso-Gutierrez 1983; Gerner 1985).

Therapie der Altersdepression

Übersichten zur Psychopharmakotherapie im Alter finden sich bei Ban (1980), Epstein (1978) und Jellinger (1983). Zusammenfassend können folgende Faktoren und Therapieregeln aufgeführt werden:
Veränderungen in der Pharmakokinetik lassen bei Alterspatienten global eine niedrigere Dosierung angezeigt erscheinen, manche Patienten benötigen allerdings durchaus höhere Antidepressiva-Dosierungen. Initial empfiehlt sich ein „Einschleichen" („Test-Dosis") (Salzman 1982).

In Anbetracht der Multimorbidität der Alterspatienten sind mögliche Arzneimittelwechselwirkungen besonders zu beachten; diese können um so folgenreicher sein, als die Toleranz von Nebenwirkungen infolge der reduzierten Adaptations- und Kompensations-

fähigkeit im Alter geringer ist. Die unter Antidepressiva möglichen und bei Alterspatienten signifikant häufiger vorkommenden Nebenwirkungen sind in Tabelle 3 zusammengefaßt dargestellt:

Tabelle 3. Nebenwirkungen von (trizyklischen) Antidepressiva

Vegetativ-anticholinerg:
Schwitzen, Mundtrockenheit, Obstipation, Schwindel; Miktions-, Akkommodationsstörungen

Kardiovaskulär:
Orthostatische Hypotonie, Tachykardie, PQ/QRS-Verbreiterung

Zerebral:
Sedierung, Unruhe (Hypomanie, suizidale Impulse),
Produktive Psychosen,
Tremor, Krampfanfälle, Ataxie, Delir, Dysarthrie, Dyskinesie

Interaktionen:
Antihypertensiva, Barbiturate, Anticholinergika, Neuroleptika, Adrenergika

---

Substanzen mit stärkerer anticholinerger Wirkung können – insbesondere in Kombination mit Anticholinergika (Parkinsonmittel) und schwachpotenten Neuroleptika – delirante Syndrome und Miktionsstörungen als gravierende, vegetative Symptome als lästige Nebenwirkungen verursachen. Zu berücksichtigen ist des weiteren, daß bei Involutionsdepressionen offenbar die Wirklatenz der Antidepressiva verlängert ist, so daß eine 4- bis 6wöchige Behandlungsdauer zur Beurteilung des Therapieerfolges angezeigt ist. Fraglich ist bislang, ob bei Altersdepressionen bevorzugt nichttrizyklische Antidepressiva (mit geringerer oder fehlender anticholinerger Wirkung) eingesetzt werden sollten. In verschiedenen Arbeiten wird über die Vorteile einer Behandlung mit Monoaminooxydasehemmern berichtet (Georgotas et al. 1983; Gerner 1985; Robinson et al. 1985). Bislang ist jedoch die erforderliche Einhaltung einer Diät problematisch; vielversprechend erscheint die neue, nicht diätpflichtige dritte Generation der MAO-Hemmer zu sein. Theoretisch stellt sich die Frage, ob Antidepressiva mit (gleichzeitiger) dopaminerger Wirkung bei Altersdepressionen (insbesondere mit Parkinson-Begleitsymptomatik) besonders günstig sind. Gezielte, kontrollierte Untersuchungen, z. B. zu Sulpirid in niedrigen Dosen, stehen hierzu noch aus.

Ein weiterer Gesichtspunkt bei der Behandlung von Altersdepressiven ist das Compliance-Problem. Hier kann die Möglichkeit einer Einmaldosierung von Vorteil sein.

Eine große Bedeutung können extrakranielle Organerkrankungen (z. B. Herzinsuffizienz) haben, so daß in der Behandlung von Altersdepressionen somatische Faktoren besondere Bedeutung besitzen. Wir erleben beispielsweise relativ häufig, daß die Patienten mit einer leichten, aber klinisch durchaus relevanten Exsikkose zur Aufnahme kommen. Die Flüssigkeitszufuhr ist hier als Basistherapie anzusehen, eine antidepressive Infusionstherapie kann Vorteile bieten.

Wegen der blutdrucksenkenden Wirkung der Antidepressiva ist häufig die gleichzeitige Therapie mit einem Antihypotonikum bzw. die Dosisanpassung des Antihypertensivums erforderlich.

Bezüglich des Verlaufes und der Prognose von Altersdepressionen haben mehrere Studien gezeigt, daß diese eher zur Chronifizierung neigen (Murphy 1985; Post 1985). Deshalb wird des öfteren eine symptomsupprimierende Langzeittherapie erforderlich sein. Hier erhebt sich die Frage, ob es günstiger ist, in Anbetracht der möglichen fördernden Wirkung einer Demenz vom Alzheimer-Typ, gerade bei Altersdepressionen Antidepressiva mit fehlender oder geringer anticholinerger Potenz als Langzeitmedikation einzusetzen. Kontrollierte Studien liegen hierzu bislang noch nicht vor. In der Akutbehandlung schwererer Depressionszustände scheint allerdings die Wirkung der klassischen trizyklischen Präparate bislang unerreicht.

Psychologische und psychosoziale Faktoren spielen gerade bei Altersdepressionen eine bedeutsame Rolle, wie Tabelle 4 verdeutlicht:

Tabelle 4. Inzidenz von „life events" bei Patienten mit Altersdepressionen (in %). (Nach Ayuso-Gutierrez 1983)

Psychosoziale Ereignisse	< 65 Jahre n = 100	> 65 Jahre n = 57
Tod in der Familie	0	14
Wohnungswechsel	2	7
Veränderung in der familiären Struktur	5	5,2
Krankheit in der Familie	2	7
Wirtschaftliche und Arbeitsprobleme	9	7
Familiäre Probleme	6	7
Insgesamt	24	47,2

$Chi^2 = 13,7911; p < 0,025$

Der Tabelle ist zu entnehmen, daß die Inzidenz von schweren „life events" bei Patienten mit Altersdepressionen signifikant höher ist; insbesondere der Tod eines nahestehenden Familienmitgliedes oder schwere Krankheiten in der Familie sind (naturgemäß) häufiger. Aber nicht nur diese auslösenden „life events" spielen im Rahmen der psychologischen Faktoren eine eminente Rolle, sondern ganz entscheidend ist, daß der niedergelassene Arzt überhaupt erkennt, daß es sich um eine depressive Erkrankung handelt und daß er nicht einen Patienten wegen „Demenz" in ein Altenheim „abschiebt". Eine medikamentöse antidepressive Therapie muß immer und gerade beim Alterspatienten in eine entsprechende psychagogische und soziotherapeutische Führung des Patienten eingebettet sein. Altersdepressionen können erhebliche psychologische Auswirkungen auf die nahe Umgebung des Patienten ausüben, so daß leicht Ursache und Wirkung verwechselt werden. Diagnostik und Therapie von Altersdepressionen erfordern somit ein besonders hohes Maß an Geduld, auch vom behandelnden Arzt. Die Erfolge rechtfertigen jedoch ganz ohne Frage den differenzierten Einsatz von Antidepressiva in der Behandlung von Altersdepressionen.

Literatur

Angst J (1986) Epidemiologie der Spätdepressionen. In: Kielholz P, Adams C (Hrsg) Der alte Mensch als Patient. Deutscher Ärzte-Verlag, Köln, S 83–94

Ayuso-Gutierrez IL (1983) Later life depression – clinical and therapeutic aspects. In: Davis JM, Maas IW (eds) The affective disorders. American Psychiatric Press, Washington, pp 203–210

Ban TA (1980) Psychopharmacology for the aged. Karger, Basel

Bergener M (1986) Depressionen im Alter. Steinkopff, Darmstadt

Blazer DG (1982) Depression in late life. Mosby, St. Louis

Böning J (1983) Pharmakotherapie von ‚Altersdepressionen‘ unter besonderer Berücksichtigung klinischer und ätiopathogenetischer Gesichtspunkte. Nervenheilkunde 2: 3–18

Brown RP, Sweeney J, Loutsch E, Kocsis J, Frances A (1984) Involutional melancholia revisited. Am J Psychiatry 141: 24–28

Epstein LJ (1978) Anxiolytics, antidepressants, and neuroleptics in the treatment of geriatric patients. In: Lipton MA, DiMascio A, Killam KF (eds) Psychopharmacology: A generation of progress. Raven Press, New York

Georgotas A, Friedman E, McCarthy M, Mann J, Krakowski M, Siegel R, Ferris S (1983) Resistant geriatric depressions and therapeutic response to monoamine oxidase inhibitors. Biol Psychiatry 18: 195–205

Gerner RH (1985) Present status of drug therapy of depression in late life. J Affective Disord [Suppl] 1: S23–S31

Gottfries CG (1981) Treatment of depression in the elderly. General clinical considerations. Acta Psychiat Scand [Suppl 290] 63: 401–409

Jellinger K (1983) Psychopharmakotherapie beim alten Menschen. In: Langer G, Heimann H (Hrsg) Psychopharmaka. Springer, Wien, S 591–613

Lauter H, Zimmer R (1984) Erkennung endogener Depressionen im Alter. MMW 126: 73–75

Murphy E (1985) General management of depression in late life. J Affective Disord [Suppl] 1: S7–S10

Nielsen AC, Williams TA (1980) Depression in ambulatory medical patients: Prevalence by self-report questionnaire and recognition by nonpsychiatric physicians. Arch Gen Psychiatry 37: 999–1004

Post F (1985) Psychotherapy, electro-convulsive treatments, and longterm management of elderly depressives. J Affective Disord [Suppl] 1: S41–S45

Robinson DG, Spiker DG (1985) Delusional depression. J Affective Disord 9: 79–83

Salzman C (1982) A primer on geriatric psychopharmacology. Am J Psychiatry 139: 67–74

Diskussion

Laakmann: Ich finde es wichtig, daß Sie gerade bei der Altersdepression darauf hinweisen, daß diese Erkrankung oft mit organischen Störungen einhergeht. Ich wollte Sie ergänzend zu Ihren Ausführungen zu den paranoiden Syndromen fragen: Glauben Sie, daß bei altersdepressiven Patienten eine Kombination Antidepressiva/Neuroleptika zur Behandlung der paranoiden Symptomatik eher indiziert ist?

Laux: Wir kommen hier in die diagnostische Schwierigkeit, ob es sich noch um eine isolierte depressive Erkrankung handelt oder ob in der Tat bereits Mischbilder vorliegen. Ich würde so handeln, daß ich tatsächlich hier eine Zwei-Zügel-Therapie, also eine kombinierte Therapie vornehme, allerdings mit einer entsprechenden Dosisanpassung, da wir durch das Hinzufügen eines Neuroleptikums u. U. den Plasmaspiegel des Antidepressivums erhöhen. Die Ausgewogenheit ist sicherlich das entscheidende Problem. Eine zu hohe Neuroleptikadosis kann unerwünschte (z. B. leicht depressiogene) Effekte haben. Eine Globalempfehlung, wie die Relation Neuroleptikum/Antidepressivum sein sollte, kann ich nicht geben; hier ist eine individuelle Einstellung notwendig. Nach meiner Erfahrung ist jedoch die Kombination mit einem Neuroleptikum – unabhängig von der paranoiden Symptomatik – im Alter eher zu empfehlen als die mit einem Benzodiazepin. Bei Alterspatienten erleben wir unter Benzodiazepinen doch eine gewisse Häufung von paradoxen Reaktionen oder von Nonresponse. Diese „Zwei-Zügel-Therapie" (Antidepressivum plus Neuroleptikum) gehört m. E. aber unbedingt in die Hand des Facharztes und nicht in die des Praktikers.

Gastpar: Ich kann nicht mit Herrn Laux bezüglich der Behandlung von Antidepressiva-Nebenwirkungen, z. B. des Blutdruckabfalls, übereinstimmen. Gerade bei alten Patienten sollten wir ja verhindern, daß sie zuviele Medikamente bekommen.

Hippius: Wenn Sie trizyklische Antidepressiva nur für die Akutintervention empfehlen, welche Präparate setzen Sie in der Langzeit-erhaltungstherapie ein?

Laux: Ich sehe in der Tat die große Gefahr einer Polypharmazie. Als wirklich behandlungsbedürftig mit einer Zusatzmedikation sehe ich deshalb nur den Blutdruckabfall an, den wir mit Dihydroergotamin behandeln (kein Sympathikomimetikum). – Die Wahl des geeigneten Antidepressivums hängt vom Schweregrad der Erkrankung ab. Liegt ein schweres depressives Syndrom vor, mit einer massiven Antriebshemmung, einem fast apathischen Bild, evtl. mit einem substuporösem Bild, würde ich ein potentes trizyklisches Antidepressivum als Präparat der ersten Wahl ansehen, z. B. Clomipramin. Ist der Patient sehr schlafgestört und eher agitiert, nehme ich ein Präparat vom Amitriptylin-Typ. Die *langfristige* Therapie mit potenten anticholinergen Substanzen im Alter halte ich wegen der möglichen Förderung der Entwicklung einer Demenz vom Alzheimer-Typ für problematisch. Nach Überwinden der Akutphase würde ich eher auf ein besser verträgliches Präparat zur Langzeit-Erhaltungstherapie umstellen, z. B. Maprotilin, Mianserin oder Viloxazin.

Philipp: Eine Umstellung nach erfolgreicher Remission einer Depression würde ich nicht empfehlen. Es ist mir einfach viel zu riskant, hiermit den Therapieerfolg zu gefährden. Für mich ist es akzeptabel die Dosis vorsichtig zu reduzieren, wenn trotz antidepressiver Wirkung subjektive Begleitwirkungen noch zu stark sind. Eine andere Frage ist, wenn der Alterspatient herzkrank, vielleicht sogar herzinsuffizient ist, spielt das für Sie eine Rolle für die Selektion des Antidepressivums?

Laux: Das spielt für mich für die Auswahl eines Antidepressivums praktisch keine Rolle. Ich glaube, kaum ein Kapitel der Nebenwirkungen wurde auch von seiten des Marketings mancher Unternehmen dermaßen unsinnig übersteigert, wie das der „Kardiotoxizität" von Antidepressiva. Hier wurde vollkommen verwechselt, daß entsprechende Nebenwirkungen nur unter untherapeutisch hohen Dosen auftraten. Unter therapeutischen Dosen sind diese „Nebenwirkungen" auch bei manifester Herzinsuffizienz nicht von klinischer Relevanz.

Gastpar: Das Fluvoxamin ist m. E. ein Beispiel exzellenter Verträglichkeit. Diese sog. selektiven Serotonin-Aufnahmehemmer sind bei Alterspatienten, die sonst noch andere Medikamente erhalten, die bestverträglichsten Antidepressiva, v. a. auch wegen der Interaktionen.

Demisch: MAO-Hemmer haben ja von der Theorie her auch eine dopaminerge Wirkung und sind bezüglich kardiotroper Wirkungen relativ neutral. Nun gibt es in Deutschland nur das Tranylcypromin. Liegen zur Frage MAO-Hemmer und Alterspatienten Berichte aus der angelsächsischen Literatur vor?

Laux: Die letzten mir bekannten Arbeiten zu dieser Thematik waren von Georgotas (1983) und von Jenike (1984). Das waren kontrollierte Untersuchungen, bei denen sich die Überlegenheit der MAO-Hemmer bei Spät- bzw. bei Altersdepressionen zeigte.

Schüssler: Gerade Altersdepressionen sind aufgrund der vielfältigen Variablen, die dort Einfluß nehmen, eines der schwierigsten therapeutischen Gebiete. Es stellt sich mir die Frage, wieweit der Allgemeinarzt diese schwierigen Störungen pharmakotherapeutisch behandeln kann, und ab wann er an den Facharzt überweisen sollte. Ich wäre z. B. sehr vorsichtig, dem Allgemeinarzt MAO-Hemmer zu empfehlen. Die psychosoziale Betreuung ist sicherlich am besten in Händen des

Allgemeinarztes gewährleistet, da er ja das ganze Familienumfeld kennt.

Philipp: Ich würde dem Alterspatienten ambulant keinen MAO-Hemmer geben. Das Risiko ist mir viel zu groß, auch was die Compliance betrifft. Da ist einfach die ethische Notwendigkeit nicht gegeben.

Laakmann: Ich möchte noch einmal zu der Empfehlung von Herrn Laux zurückkommen, bei älteren Patienten – wenn notwendig – Trizyklika mit Neuroleptika zu kombinieren und nicht mit Benzodiazepinderivaten. Kann man das wirklich so stehen lassen? Auf der einen Seite sehen wir, daß Benzodiazepinderivate zumindest bei einem Teil der Patienten eine antidepressive Wirkung zeigen. Von den Nebenwirkungen her sind diese Präparate sicher die verträglichsten, die paradoxe Wirkung ist sicher eine Rarität.

Laux: Zusammenfassend möchte ich sagen, daß für den niedergelassenen Nicht-Facharzt an erster Stelle das *Erkennen der Altersdepression* steht, was sicherlich eine sehr schwierige Aufgabe ist. Hier sollten alle Möglichkeiten der Diagnostik ausgeschöpft und das Krankheitsbild nach ätiologischen und pathogenetischen Gesichtspunkten untersucht werden. Die medikamentöse Therapie ist einschleichend in niedriger Dosierung einzuleiten, MAO-Hemmer sollte der Hausarzt nicht einsetzen. In den nächsten Jahren sind durch die selektiven reversiblen MAO-Hemmer, die vermutlich keine Diät brauchen, evtl. andere Empfehlungen möglich. Bei therapieresistenten Altersdepressionen sind MAO-Hemmer hervorragend wirksam – zumindest initial. Es sollte dann jedoch an den Facharzt überwiesen werden, die Weiterbehandlung kann dann wieder durch den Hausarzt (mit)erfolgen. MAO-Hemmer sind auch schon deshalb in Betracht zu ziehen, weil wir apathische, antriebsreduzierte, pseudodemente Bilder besonders oft im Alter erleben, und hier in der Tat unsere Möglichkeiten sehr begrenzt sind. Viloxazin, Dibenzepin, Mianserin, Maprotilin, Amitriptylin-N-Oxid und Doxepin würde ich noch als gut verträgliche Präparate empfehlen. Zur Behandlung der Nebenwirkungen brauchen wir nur ein nichtsympathomimetisches Antihypotonikum. Initial kann durchaus ein Benzodiazepin zusätzlich gegeben werden, wenn die Schlafstörungen oder die Agitation im Vordergrund stehen – auch wegen der hervorragenden Verträglichkeit der Benzodiazepine. Als Kliniker ist jedoch meine Erfahrung, daß Benzodiazepine im Alter nicht so zuverlässig wirken und daß wir leider oft schwachpotente, niedrigdosierte Neuroleptika brauchen, um Agitiertheit und Schlafstörungen bei Altersdepressiven in den Griff zu bekommen. Letztlich möchte ich noch einmal betonen, daß die psychosoziale Situation beim Alterspatienten eine eminent wichtige Rolle spielt. Noch ein letzter Appell an die Hausärzte: Nicht so rasch und vorzeitig vermeintlich hirnorganisch abgebaute, „demente" Patienten in Altenheime abschieben.

Merksätze für die Praxis zum Thema:

WELCHE KRITERIEN SIND BEI DER THERAPIE DER
ALTERSDEPRESSION ZU BEACHTEN?

1. *Vor Therapiebeginn:*
   - Aufklärung des Patienten
   - eingehende körperliche Untersuchung
   - ausführliche Medikamentenanamnese
   - Beachtung von psychosozialen Faktoren

2. *Beginn der Therapie:*
   - langsam einschleichende Dosierung (Tage – Wochen)
   - oft bis zu 50% niedrigere Tagesdosis als bei jüngeren Patienten
   - möglichst Einmaldosierung
   - Kleinste Einheit (N 1) wegen Suizidrisikos verschreiben

3. *Hauptphase der Therapie:*
   - Fortführung der Behandlung über 5–6 Wochen
   - bei Therapieresistenz AD frühestens nach 6 Wochen wechseln
   - bei Langzeittherapie AD mit geringer anticholinerger Wirkung bevorzugen
   - zuzüglich psycho- und sozialtherapeutische Maßnahmen

4. *Beendigung der Therapie:*
   - 2–3 Wochen nach Remission langsame, über 1–2 Monate dauernde Reduktion bis zum Absetzen

Wann sind depressive Störungen bei Kindern mit Psychopharmaka zu behandeln?

A. Rothenberger

Situation der Psychopharmakatherapie im Kindesalter

Trotz einiger positiver Bemühungen in den letzten Jahren zählt die Psychopharmakatherapie bei Kindern noch zu den Bereichen der Kinder- und Jugendpsychiatrie, denen in der Zukunft forschungsmäßig wesentlich mehr Beachtung geschenkt werden muß. Dies nicht nur, weil man gerade bei Kindern mit Psychopharmakagabe wegen eventueller (d.h. oft nur vermuteter) Nebenwirkungen eher Zurückhaltung empfiehlt; sondern vielmehr auch deswegen, weil bei gezielter und kritischer Überprüfung der Indikationsbereiche sicherlich weitere Hilfen für die Kinder durch eine Psychopharmakatherapie erwartet werden dürfen.

Letzteres gilt u.E. besonders für Kinder mit depressiven Störungen, wo zwar bezüglich medikamentöser Hilfen reichliche Erfahrungen im klinischen Alltag vorliegen, aber kaum eine Studie existiert, die den heute allgemeinen, strengen Kriterien einer klinischen Medikamentenprüfung standhält.

Abb. 1. Birleson-Skala
Antworte bitte so ehrlich wie Du kannst. Die Feststellungen unten beziehen sich darauf, wie *Du* Dich *während der letzten Woche* gefühlt hast. Es gibt keine richtigen oder falschen Antworten. Worauf es ankommt ist, wie Du Dich gefühlt hast. Vielen Dank.

	meistens	gelegentlich	niemals
1. Ich freue mich wie früher auf das, was kommt	○	○	○
2. Ich kann sehr gut schlafen	○	○	○
3. Am liebsten möchte ich heulen	○	○	○
4. Ich spiele gern draußen	○	○	○
5. Am liebsten möchte ich weglaufen	○	○	○
6. Ich habe Bauchweh	○	○	○
7. Ich habe immer Lust, was zu machen	○	○	○
8. Ich esse gern	○	○	○
9. Ich kann mich schon wehren	○	○	○
10. Ich glaube, es lohnt sich nicht zu leben	○	○	○
11. Was ich mache, mache ich ganz gut	○	○	○
12. Ich freue mich genauso viel wie früher	○	○	○
13. Ich unterhalte mich gern mit meiner Familie	○	○	○
14. Ich habe schreckliche Träume	○	○	○
15. Ich fühle mich sehr allein	○	○	○
16. Ich bin leicht aufzumuntern	○	○	○
17. Ich bin so traurig, daß ich es kaum aushalten kann	○	○	○
18. Mich langweilt alles	○	○	○

Probleme der Definition einer „depressiven Störung"

Die Schwierigkeiten beginnen schon bei der Definition dessen, was eine „depressive Störung" im Kindesalter eigentlich ist. Ausgenommen davon ist die relativ kleine Kerngruppe von schwer gestörten Kindern und Jugendlichen, die ein sehr ähnliches klinisches Bild wie Erwachsene aufweisen und bei denen es sich fast ausnahmslos um affektive Psychosen handelt. Problematischer wird die Bewertung, wenn es darum geht, die im Kindesalter ohnehin häufig (10%) vorkommenden Merkmale wie Niedergeschlagenheit, Stimmungsschwankungen, Unglücklichsein, Lustlosigkeit, Appetitstörungen, Schlafstörungen, Schulleistungsstörungen etc. frühzeitig bezüglich ihres Krankheitswertes richtig einzuordnen. Hier können derzeit keine kurzgefaßten griffigen Formulierungen als allgemeine Handlungsanweisungen gegeben werden. Der Rat des klinisch erfahrenen Kinderpsychiaters ist im Einzelfalle einzuholen. Es bleibt aber zu hoffen, daß die systematische Anwendung neuentwickelter Schätzskalen zur kindlichen Depression weiterführen wird. So könnte schon jetzt vom niedergelassenen Arzt z. B. die relativ kurze Birleson-Skala (Abb. 1) als Hilfe bei der Verlaufsbeurteilung eingesetzt werden. Sie ist nicht dazu gedacht, am Anfang als differentialdiagnostisches Hilfsmittel zu dienen.

Epidemiologische Aspekte von depressiver Störung und Pharmakaeinnahme

Die Häufigkeit von etwa 10% depressiver Einzelsymptome (z. B. niedergeschlagene Stimmung, Unglücklichsein, Gefühl der Wertlosigkeit, Furchtsamkeit) in der Isle-of-Wight-Studie von Rutter et al. (1970) fand sich auch in der Mannheimer Feldstudie (Schmidt et al. 1984) bei den 13jährigen Kindern, wenn man nur das Elterninterview be-

Tabelle 1. Häufigkeit einzelner depressiver Symptome bei 13jährigen Mannheimer Knaben und Mädchen einer Feldstichprobe (n = 399). Erfassung mittels Mannheimer Eltern- (MEI) und Jugendlichen- (JUI) Interview bei n = 335 (*: p < 0,1; n.s. nicht signifikant)

	Knaben (n = 192) %	Mädchen (n = 143) %	P (Chi-Quadrat)
Depressive Verstimmung (n = 110)	28,2	38,5	*
Suizidgefährdung (n = 73)	18,2	26,6	*
Hinweis auf Med.-Mißbrauch (n = 10)	3,6	2,1	n.s.

Tabelle 2. Häufigkeit von Medikamentengebrauch bei depressiven Symptomen 13jähriger Mannheimer Kinder einer Feldstichprobe (n = 399). Erfassung mittels Mannheimer Eltern-Interview (MEI, n = 355, davon n = 36, d.h. 10,2% „Depressive") bzw. Jugendlichen-Interview (JUI, n = 335, davon n = 94, d.h. 28,0% „Depressive"). (*: p < 0,1; **: p < 0,05; ***: p < 0,01)

	„Depressive" %	Andere %	P (Chi-Quadrat)
MEI:			
Überhaupt	44,4	27,9	*
Oftmals	41,6	22,0	**
Von Eltern und Arzt	38,9	23,9	***
Anderer Bezug	5,6 (n = 2)	0,3 (n = 1)	
Hinweis auf Med.-Mißbrauch	2,8 (n = 1)	3,1 (n = 10)	
JUI:			
Überhaupt	38,3	39,4	
Oftmals	29,8	27,0	
Von Eltern und Arzt	33,0	30,3	
Anderer Bezug	0,4 (n = 1)	2,1 (n = 2)	
Hinweis auf Med.-Mißbrauch	2,1 (n = 2)	1,7 (n = 4)	

rücksichtigte. Die 13jährigen selber gaben sogar in 28% der Fälle depressive Einzelsymptome an. Bezüglich des Geschlechts überwogen die Mädchen eindeutig die Knaben, was zu erwarten war.

Tabelle 1 zeigt, daß die Mädchen viel häufiger depressive Verstimmungen angaben und häufiger Zeichen, die auf eine Suizidgefährdung hindeuteten, aufwiesen. Bezüglich der Hinweise auf Medikamentenmißbrauch unterschieden sich die beiden Gruppen nicht. Ferner war auffallend, daß nach Angaben der Eltern die depressiven 13jährigen im Vergleich zu ihren Altersgenossen mehr Medikamente irgendeiner Art im letzten Halbjahr eingenommen hatten, wobei sie diese vor allem vom Arzt bzw. den Eltern erhielten. Dies, wie auch andere Unterschiede im Mannheimer Elterninterview (MEI), sind in den Aussagen der Jugendlichen selber (JUI) nicht mehr zu erkennen (Tabelle 2). An diesem Widerspruch zwischen den Angaben der Eltern und den Angaben der Jugendlichen sieht man, wie schwer es ist, eindeutig Kriterien festzulegen, um das, was wir eine depressive Störung im Kindesalter nennen, klar zu definieren und klar zu diagnostizieren.

In unserer klinischen Inanspruchnahmepopulation fanden sich 8,5% Kinder mit depressiven Störungen in verschiedenen Diagnosegruppen. Dabei waren es die Kinder und Jugendlichen mit einer depressiven Störung im Rahmen einer affektiven Psychose bzw. von neurotischen Störungen, die häufiger eine Psychopharmakabehandlung erhielten als andere Diagnosegruppen. Zu den am häufigsten verwendeten Medikamenten gehörten Thymoleptika, Neuroleptika und Stimulantien. Tabelle 3 zeigt die Häufigkeit der Psychopharmakagabe bei Kindern mit einer de-

Tabelle 3. Häufigkeit der Psychopharmakagabe (% Med +) bei Kindern mit einer depressiven Störung. Letztere fand sich bei 1567 Knaben und 1487 Mädchen! Inanspruchnahmepopulation der Kinder- und Jugendpsychiatrie Mannheim von 1978–1983. Diagnosen nach der ersten Achse des Multiaxialen Klassifikationsschemas (MAS, Remschmidt u. Schmidt 1977). P-Wert aus Chi-Quadrat Test (*TH* Thymoleptika, *NE* Neuroleptika, *TR* Tranquilizer, *ST* Stimulantien, *LI* Lithium, *Med +* Anteil der medikamentös Behandelten). (**: p < 0,05; ***: p < 0,01; n.s. nicht signifikant)

Diagnosen	Depressive Kinder innerhalb der Diagnosegruppe		Alle anderen Kinder		P-Wert	Rangfolge der Medikamente
	n	% Med +	n	% Med +		
Affektive Psychosen (296)	16	<u>81</u>	6245	<u>19</u>	***	TH, NE, LI
Neurotische Störungen (300)	114	<u>26</u>	6150	<u>19</u>	**	TH, NE, TR
Akute Belastungsreaktion (308)	74	4	6187	19	***	NE
Anpassungsreaktionen (309)	258	4	6003	20	***	NE, TH
Spezifische emotionale Störungen (313)	1438	6	4823	23	***	ST, TH, NE
Persönlichkeitsstörung (301)	25	12	6236	19	n.s.	NE, ST
Störung des Sozialverhaltens (312)	515	10	5746	20	***	ST, NE
Anorexie, Enuresis, Enkopresis	614	11	5647	20	***	TH, NE
Alle	3054	9	3207	29	***	TH, NE, ST

pressiven Störung, die die Kinder- und Jugendpsychiatrie in Mannheim aufsuchten. Wir fanden nicht nur depressive Störungen im Rahmen affektiver Psychosen, sondern vielfach depressive Störungen in einer ganzen Palette anderer diagnostischer Zuordnungen. Im Vergleich zu den Erwachsenen können wir allerdings nur mit sehr kleinen Fallzahlen aufwarten. Über einen Zeitraum von 6 Jahren hatten wir nur 16 Patienten, die wir als affektive Psychose einstuften. Aber von diesen Jugendlichen erhielten 81% eine medikamentöse Behandlung. Von denen, die als neurotische Störungen klassifiziert wurden, immerhin noch 26%; die anderen Diagnosegruppen wiesen sehr niedrige Prozentzahlen auf. Bei den Persönlichkeitsstörungen verzerrt die Prozentangabe die Wirklichkeit etwas, da die Angabe auf einer Fallzahl von nur 3 Patienten basiert.

Bemerkenswert ist noch, daß von 3054 Kindern, die eine depressive Störung im Rahmen ihrer klinischen Diagnostik zugeschrieben bekamen, 1567 Knaben und 1487 Mädchen waren, d.h. es lag ein Verhältnis von etwa 1:1 vor. Das zeigt einen großen Unterschied zum Erwachsenenalter, und wir müssen uns überlegen, ob das für die Behandlung Konsequenzen hat.

Allgemeine Empfehlungen zur psychopharmakologischen Behandlung der depressiven Störungen im Kindesalter

Auch wenn die im Thema gestellte Frage derzeit nicht eindeutig beantwortet werden kann, so darf man doch auf dem Hintergrund bisheriger Erfahrungen bestimmte Substanzen zur Behandlung depressiver Störungen im Kindes- und Jugendalter empfehlen und vorschlagen, bei welchen depressiven Störungen sie stets, häufig bzw. selten gegeben werden sollen, wohl wissend, daß es sich nur um eine Orientierungshilfe handeln kann (Tabellen 4 und 5).

Zum Schluß möchte ich noch, um unsere Zurückhaltung bezüglich des Einsatzes von Psychopharmaka zu betonen, auf zwei Dinge hinweisen:

1. Wir wissen, daß man bei spezifischen emotionalen Störungen des Kindes- und Jugendalters eine Placebo-Responder-Rate von bis zu 70% erwarten kann, so daß in der Kinder- und Jugendpsychiatrie die Gabe von Placebo sicher gerechtfertigt ist und auch zur Anwendung kommen soll (vgl. Rothenberger 1986).

Tabelle 4. Auswahl pharmakologischer Substanzen, die bei depressiven Störungen im Kindesalter als Teil eines Gesamtbehandlungsplanes empfehlenswert sind

Medikament	Bereich der depressiven Störung	Dosierung pro Tag
Imipramin	Schulphobie, Enuresis (Enkopresis), hyperkinetisches Syndrom	1,0–2,0(-5,0) mg/kg KG
Amitriptylin	Endogene Depression, Anorexie, Anpassungsreaktionen, spezifische emotionale Störungen, neurotische Störungen	25–150 mg
Lithiumcarbonat	Manisch-depressive Psychose	1200–1600 mg/Tag (ab 13. Lbj.) Blutspiegel 0,7–1,0 mval/l
Carbamazepin	Manisch-depressive Psychose	300–600 mg/Tag Blutspiegel 7–8 µg/ml
Thioridazin	Anorexie, spezifische emotionale Störungen, Anpassungsreaktionen	1,5–3,5 mg/kg KG
Placebo	„Konversionssymptome", Enuresis, Enkopresis, spezifische emotionale Störungen (des Kindes- und Jugendalters)	Individuell

Tabelle 5. Allgemeine Empfehlung: Psychopharmaka sollen im Rahmen eines Gesamtbehandlungsplanes bei depressiven Störungen im Kindes- und Jugendalter angewandt werden:

Stets	bei	gesicherten depressiven Psychosen
Häufig	bei	Anorexie, Enuresis, neurotischen Störungen, Schulphobie
Selten	bei	Enkopresis, spezifischen emotionalen Störungen, akuten Belastungsreaktionen, Anpassungsreaktionen, hyperkinetischem Syndrom, Konversionssymptomen

2. Psychopharmaka sollen immer im Rahmen eines Gesamtbehandlungsplanes bei depressiven Störungen im Kindes- und Jugendalter gesehen und angewendet werden.

Literatur

Rothenberger A (1986) Therapie mit Psychopharmaka bei Kindern. Therapiewoche 36: 3048–3053

Rutter M, Tizard J, Whitmore K (eds) (1970) Education, health and behavior. Longman, London

Schmidt MH, Esser G, Allehoff B et al. (1984) Syndromcharakter und Bedeutung cerebraler Dysfunktion in Abhängigkeit von Falldefinition und Bezugspopulation. Saarländ Ärztebl 37: 225

Diskussion

Rüther: Glauben Sie, daß ein Allgemeinarzt depressive Zustände bei Kindern ohne Zurateziehung eines Facharztes mit einem Antidepressivum behandeln soll? Viele Allgemeinärzte fragen mich, was ich bei Enuresis oder bei Schlafstörungen empfehle. Die meisten behandeln von vornherein mit 25 mg Imipramin. Ist das von Ihren Erfahrungen her gerechtfertigt?

Rothenberger: Bei einem Verdacht auf eine depressive Störung, dazu gehört z. B. die Enuresis, sollten die Eltern mit dem Kind zu einem erfahrenen Kinderpsychiater überwiesen werden, der die Therapie festlegen kann. Die weitere ambulante Behandlung kann dann vom Praktiker oder Kinderarzt fortgeführt werden. Ich würde es heute für nicht mehr gerechtfertigt halten, bei einem Kind mit Enuresis sofort mit Imipramin in niedriger oder höherer Dosis einzusteigen. Das Psychopharmakon Imipramin oder auch ein anderes kommt erst in zweiter Linie zum Zuge, wenn verhaltenstherapeutische Verfahren (z. B. Weckzeiten, Schickzeiten, Toilettentraining, Sonnenkalender etc.) alleine nicht fassen.

Hippius: Hat man in den Fächern Kinderpsychiatrie und Kinderheilkunde verläßliche Zahlen, wie groß der Prozentsatz von Kindern bis zum Alter von 14 Jahren ist, die nicht zum Pädiater bzw. schon gar nicht zum Kinderpsychiater kommen, wenn sie psychisch krank sind, sondern vom Hausarzt behandelt werden?

Rothenberger: Die Untersuchung von Hennicke (Z. Kinder-Jugendpsychiat. 13: 342–353, 1985) weist aus, daß 50% der Internisten, 81% der Allgemeinärzte und 83% der Kinderärzte psychisch gestörte Kinder betreuen. Wann die Ärzte und wie viele von ihnen dies in Abstimmung mit einem Kinderpsychiater tun oder ob sie alleine behandeln, bleibt offen. 16% der Kinder werden mit Psychopharmaka therapiert.

Laux: Mir ist bekannt, daß generell in den letzten 2 Jahren die Quote der Überweisungen von Allgemeinärzten an Pädiater gesunken ist. Klammert man Universitätsstädte und die naheliegenden Regionen aus, dann läßt nach wie vor die Verteilung der Kinder- und Jugendpsychiater in Deutschland sehr zu wünschen übrig. Von daher ergibt sich automatisch, daß die Hausärzte sehr oft mit dieser Frage der Behandlung von Kindern konfrontiert werden. Ich hätte hierzu zwei Fragen: In Ihrer Übersicht „Antidepressiva in der Kinder- und Jugendpsychiatrie" fiel mir auf, daß keine neueren nichttrizyklischen Antidepressiva auftauchen. Welche Begründung haben Sie hierfür? Und die zweite Frage: Haben Sie Zahlen oder eigene Erfahrungen zur Compliance in der medikamentösen Behandlung von Kindern?

Rothenberger: Diese Angaben basieren auf unseren Erfahrungen in Mannheim über die letzten sechs, sieben Jahre. Es gibt wenig Leute in der Kinder- und Jugendpsychiatrie, die die von Ihnen angesprochenen Medikamentengruppen benutzen, und wenn, dann nur im Einzelfall. Darüber hinaus lassen die Studien, in denen andere Substanzen benutzt wurden, nach unserer Meinung den zwingenden Schluß nicht zu, daß man auf diese Substanzen übergehen sollte oder daß sie bevorzugt werden sollten. Die einzigen gut kontrollierten Studien, die mir auch aus den USA bekannt sind, sind eben Studien mit Imipramin und Amitriptylin. Aber selbst da sind die Effekte nicht besonders ausgeprägt. Da gibt es z. B. bei einer Imipramin-Behandlung von depressiven Störungen 60% positive Resultate, aber bei Placebo auch 60% positive Resultate [Übersicht bei Schaffer, D.: Depression, Mania and Suicidal Acts. In: M. Rutter and L. Hersov (eds.) Child and Adolescent Psychiatry, Blackwell, Oxford, pp. 698–719, 1985]. – Und zur Compliance: die hängt bei den Kindern entscheidend davon ab, wie gut man mit den Eltern zusammenarbeitet. Vom klinischen Standpunkt aus gesehen, kann man sagen, daß die Compliance generell recht gut ist.

Laux: Gibt es Untersuchungen, die zeigen, daß gerade die Beziehung der Kinder zu den Eltern oder der elterliche Erziehungsstil ein wichtiger Faktor ist?

Rothenberger: Im Grunde kann ich immer wieder nur auf reichliche klinische Erfahrungen, aber nur wenig auf kontrollierte Unter-

suchungen verweisen. Das ist unser Dilemma, in dem wir momentan stehen, und da liegt eine Aufgabe, die die Kinder- und Jugendpsychiatrie in den nächsten 5–10 Jahren erfüllen muß. – Oft ist es ja so, daß die Kinder von ihren Eltern dem niedergelassenen Arzt vorgestellt werden, nicht, weil das Kind jetzt verstimmt oder verstummt ist und still in der Ecke sitzt und nichts mehr tut, sondern weil die Schulleistungen nachlassen oder der Umgang mit Altersgenossen nicht mehr klappt. Dann wird mit dem Lehrer Rücksprache gehalten, der meistens bestätigt, daß das Kind auffällig ist und eine Leistungsveränderung aufweist. Erst bei genauerem Hinsehen kommt dann heraus, daß eine depressive Verstimmung vorliegt. Aber die Initialsymptomatik, die zur Vorstellung führt, ist meistens nicht die depressive Verstimmung, sondern häufig ein sozial gestörtes Verhalten; letzteres muß natürlich auch in Beziehung zur innerfamiliären Situation gesehen werden.

Rüther: Können Sie sich denn einen Fall vorstellen, daß ein Kind unter 12 Jahren so schwer depressiv ist, daß Sie ihm ambulant ein Antidepressivum verordnen?

Rothenberger: Nein! Denn hier kann die stationäre Beobachtung wesentlich zur Klärung der Indikationsstellung beitragen.

Hippius: Gibt es Informationen darüber, wieviele Kinderpsychiater an Kliniken in der Ambulanz tätig sind? Diese Frage zielt darauf ab, daß Sie als klinisch arbeitender Kinderpsychiater mit diesem speziellen Interesse für den Einsatz von Psychopharmaka hier u. U. eine spezifische Einstellung haben, weil Sie Herrn Rüthers Frage so klar mit Nein beantworten. Unter Umständen sieht es schon in der Ambulanz bei den Kinderpsychiatern anders aus und womöglich bei den Pädiatern noch anders. Bei den Allgemeinärzten auf dem Lande ist dann der Umgang mit Psychopharmaka bei Kindern evtl. besonders großzügig.

Rothenberger: Je weniger kontrolliert mit dem Thema „Depression bei Kindern" umgegangen wird, desto unkontrollierter wird mit den Psychopharmaka umgegangen. Allgemein ist es so, daß niedergelassene Ärzte in 16–33% der Fälle Kinder mit Psychopharmaka behandeln (Hennicke 1985, s. auch S.48). In unserer zitierten Feldstudie wurde klar, daß bei 7–12% der 8- bis 13jährigen Kinder Psychopharmaka eingesetzt werden.

Hippius: Also, im Grunde schneiden wir durch Ihren Vortrag da jetzt ein in ein Feld, auf dem wir erstens wenig Informationen haben, wo wir aber, wenn man so sagen darf, Unrat wittern.

Laux: Ich glaube, nicht nur Unrat wittern, denn es wurden ja Zahlen über die Verordnung von psychotropen Substanzen bei Kindern und Jugendlichen präsentiert; so hat Nissen dargelegt, daß Kinder und Jugendliche ambulant relativ häufig mit Antidepressiva behandelt werden.

Rothenberger: Lassen Sie mich dazu kurz bemerken, daß es nicht so sehr auf die häufige versus nichthäufige, sondern auf die indizierte versus nichtindizierte Anwendung von Psychopharmaka bei Kindern ankommt. Hier ist die Weitergabe guter Information gefragt.

Merksätze für die Praxis zum Thema:

WANN SIND DEPRESSIVE STÖRUNGEN BEI KINDERN MIT
PSYCHOPHARMAKA ZU BEHANDELN?

1. *Diagnostische Aspekte*
   Initialsymptome, die zur Vorstellung des Kindes beim
   niedergelassenen Arzt führen, zeigen sich häufig in nachlas-
   senden Schulleistungen sowie gestörtem Umgang mit Altersgenossen.
   Zur Beurteilung des Krankheitswertes häufig (10%) vor-
   kommender Symptome wie Niedergeschlagenheit, Appetit-
   und Schlafstörungen, nachlassende Schulleistungen, Enuresis etc. ist ein erfahrener Kinderpsychiater zu Rate zu ziehen, der die Therapie festlegt.
   Keinesfalls sofort medikamentös behandeln.
   Bei schweren oder unklaren depressiven Störungen sowie
   bei Kindern unter 12 Jahren *nie* ohne stationäre Beobachtung mit einem Antidepressivum behandeln.

2. *Allgemeine Empfehlungen zur Psychopharmakatherapie*
   Psychopharmaka sollen im Rahmen eines Gesamtbehandlungsplanes bei depressiven Störungen im Kindes- und Jugendalter angewandt werden:
   stets: bei gesicherten depressiven Psychosen,
   häufig: bei Anorexie, Enuresis, neurotischen Störungen,
             Schulphobie,
   selten: bei Enkopresis, spezifischen emotionalen Störun-
             gen, akuten Belastungsreaktionen, Anpassungsre-
             aktionen, hyperkinetischem Syndrom, Konver-
             sionssymptomen.
   Bei spezifischen emotionalen Störungen im Kindes- und
   Jugendalter kann eine Placebo-Responderrate von bis zu
   70% erwartet werden. Eine Placebogabe ist diesbezüglich
   gerechtfertigt und sollte auch zur Anwendung kommen.

Welche Bedeutung haben Antidepressiva in der Behandlung von chronischen Schlafstörungen?

M. Wiegand und M. Berger

Die Behandlung chronischer Schlafstörungen mit Antidepressiva ist noch weitgehend Neuland. Es gibt eine Reihe von Übersichtsarbeiten zur Insomniebehandlung, in denen Antidepressiva in der Regel nur für Schlafstörungen empfohlen werden, die im Rahmen einer Depression auftreten. In einer neueren zusammenfassenden Veröffentlichung des NIH (National Institute of Health) werden sedierende Antidepressiva als Alternative zu Benzodiazepinen in einem Nebensatz kurz erwähnt, ohne daß jedoch näher auf mögliche Vorteile, Nachteile und differentielle Indikationen dazu eingegangen wird (National Institute of Health 1984). Aus der Literatur ist uns eine einzige Arbeit bekannt, die sich gezielt mit diesem Thema befaßt (Ware 1983). Der Autor führt eine Reihe theoretisch zu erwartender Vor- und Nachteile der Behandlung mit Antidepressiva im Kontrast zu Benzodiazepinen auf, kommt jedoch zu dem Schluß, daß empirische Belege für diese Vermutungen weitgehend fehlen.

Warum nun überhaupt die Suche nach Alternativen zu Benzodiazepinen in der Behandlung chronischer Schlafstörungen?

Die Nachteile der Benzodiazepine sind insbesondere die Toleranzentwicklung und das Mißbrauchs- und Abhängigkeitsrisiko. Weiterhin führt die Benzodiazepingabe zu erheblichen Veränderungen der Schlafstruktur, insbesondere zur Unterdrückung des Tiefschlafs. Vor allem bei Benzodiazepinen mit langer Halbwertszeit sind ein „hangover" am nächsten Tag und eine Beeinträchtigung der Leistungsfähigkeit möglich. Bei kurz wirksamen Benzodiazepinen dagegen wird zunehmend über Morgeninsomnie oder morgendliche Erregungszustände berichtet. Weitere Nachteile sind die Verschlechterung der nächtlichen Atmung, insbesondere bei solchen Patienten, deren Insomnie mit einer Schlafapnoe verbunden ist, und die muskelrelaxierende Wirkung, die bei Verlassen des Bettes zu Gangstörungen und der Gefahr des Hinstürzens führen kann.

Wann erscheinen nun Antidepressiva als sinnvolle Therapiealternative? Zur Beantwortung dieser Frage sollten drei Gruppen von Schlafstörungen unterschieden werden:

- Schlafstörungen im Rahmen von Depressionen,
- psychogene Insomnien (nicht depressionsbedingt),
- organisch bedingte Insomnien.

1) *Schlafstörungen im Rahmen von Depressionen* stellten bisher schon unumstritten die Hauptindikation für den Einsatz von Antidepressiva dar, wobei insbesondere sedierende Präparate, wie Amitriptylin, Maprotilin, Doxepin, Mianserin und Trimipramin in Frage kommen. Es ist ein Vorteil, daß die schlafanstoßende Wirkung dieser Substanzen wesentlich früher als die antidepressive Wirkung eintritt. Das ist gerade bei schlafgestörten Depressiven günstig, da sich die als quälend empfundene Schlafstörung relativ rasch bessert, was die Compliance und das Einverständnis mit der Medikation fördern kann. Wir haben in dieser Hinsicht speziell mit Trimipramin, das eine unmittelbar einsetzende stark schlaffördernde Wirkung hat, gute Erfahrungen gemacht (Wiegand et al. 1986). Bezüglich der differentiellen Indikation bei dieser Patientengruppe besteht nach unserer

Erfahrung kein Unterschied zwischen neurotisch und endogen Depressiven. Beide Gruppen profitieren gleichermaßen von der Verbesserung der Schlafqualität durch sedierende Antidepressiva. Sie zeigen im übrigen auch keinen wesentlichen Unterschied hinsichtlich der Art der Schlafstörung; das gilt für die verkürzte REM-Latenz gleichermaßen wie für das häufig als für endogen Depressive spezifisch dargestellte Symptom des frühmorgendlichen Erwachens (Berger et al. 1982). Möglicherweise besteht ein Unterschied darin, daß die endogen Depressiven dieses frühmorgendliche Erwachen aufgrund des Morgentiefs als quälender erleben und somit häufiger davon berichten.

Es gibt allerdings auch Antidepressiva, die den Schlaf eher beeinträchtigen, z. B. Clomipramin und Fluvoxamin. Diese sollte man bei Depressiven mit im Vordergrund stehender Schlafstörung nicht vorrangig verordnen. Das Ausmaß der REM-Schlaf-Suppression scheint diesbezüglich keine Rolle zu spielen. Unter den schlaffördernden Antidepressiva findet sich neben relativ stark REM-Schlaf unterdrückenden Medikamenten (beispielsweise Amitriptylin) auch die Substanz Trimipramin. Diese unterdrückt den REM-Schlaf nicht, sondern stimuliert ihn sogar tendenziell (Wiegand et al. 1986). Dies scheint mit ihrer engen Wirkverwandtschaft mit den niederpotenten Neuroleptika in Zusammenhang zu stehen.

Gelegentlich reicht das Wirkspektrum der sedierenden Antidepressiva nicht aus, um eine Schlafstörung in ausreichendem Maße zu beseitigen. Für diesen Fall wird häufig die Empfehlung einer Kombination mit Benzodiazepinen gegeben. Es gibt relativ wenige Studien, die eine Antidepressiva-Monotherapie mit einer Kombinationstherapie bei schlafgestörten Depressiven vergleichen. Die Ergebnisse sind uneinheitlich (Übersichten bei Mendelson 1980 und Klein 1986). Insgesamt sind die empirischen Belege für die Überlegenheit einer Kombination mit Benzodiazepinen sowohl hinsichtlich der antidepressiven als auch der schlaffördernden Wirkung nicht

überzeugend. Es bleibt also fraglich, ob bei diesen Patienten die zusätzliche Gabe von Benzodiazepinen gegenüber der Monotherapie mit einem sedierenden Antidepressivum von Vorteil ist. Wir bevorzugen in den u. E. eher seltenen Fällen, in denen die abendlich hochdosierte Gabe eines Antidepressivums nicht ausreicht, die Kombination mit Antihistaminika wie Promethazin oder sedierenden Neuroleptika wie Thioridazin bzw. Laevomepromazin. Auch Trimipramin scheint wegen seiner neuroleptischen und antihistaminergen Eigenschaften in Fällen hartnäckiger Schlafstörungen hier sehr geeignet.

2) In der Gruppe der nicht depressionsbedingten *psychogenen Insomnien* gibt es einerseits transitorische oder situative Schlafstörungen, hervorgerufen z. B. durch akute Krisensituationen. Die Behandlung wird hier sicherlich eine Domäne der Benzodiazepine bleiben. Die eigentlich problematische Gruppe sind die chronischen psychogenen Insomnien, für die man bisher die Empfehlung ausgesprochen hat, zumindest einen Behandlungsversuch mit Benzodiazepinen zu machen. Gerade bei dieser Gruppe fallen jedoch die erwähnten Nachteile dieser Substanzen, insbesondere das Mißbrauchs- und Abhängigkeitsrisiko, besonders ins Gewicht.

Eine Verordnung sedierender Antidepressiva für diese Patientengruppe hätte den Vorteil, daß wegen des Fehlens eines Mißbrauchs- und Abhängigkeitsrisikos die Langzeitgabe unproblematischer wäre. Ferner wird der für die Schlafqualität entscheidend wichtige Tiefschlaf durch sedierende Antidepressiva, im Gegensatz zu Benzodiazepinen, nicht unterdrückt. Falls der Schlafstörung doch eine Depression zugrunde liegt, mit entweder atypischer oder zum Zeitpunkt der Diagnosestellung noch nicht voll ausgeprägter Symptomatik, erfolgt ferner auf diese Weise eine kausale Therapie der Grunderkrankung. Verschiedene Untersuchungen weisen darauf hin, daß sich bei einem Drittel bis der Hälfte dieser chronischen Insomniker bei genauerer Diagnosestellung eine zugrundeliegende psychiatrische Erkrankung herausstellt, darunter ein beträchtlicher Anteil an Depressionen (National Institute of Health 1984).

Nachteile einer Behandlung mit Antidepressiva sind die bekannten Nebenwirkungen, insbesondere mögliche kardiovaskuläre und anticholinerge Effekte, die insbesondere bei Alterspatienten ins Gewicht fallen und aufgrund derer in manchen Fällen eine Kontraindikation für den Einsatz dieser Medikamente gegeben ist. Weiterhin ist das Risiko letaler Intoxikationen in suizidaler Absicht größer als bei Benzodiazepinen. Ein gemeinsamer Nachteil von Benzodiazepinen und sedierenden Antidepressiva ist die Möglichkeit eines „hangover" am folgenden Tag.

Bei Patienten mit chronischen psychogenen Insomnien sollte u. E. mehr als bisher die Verordnung sedierender Antidepressiva diskutiert werden, insbesondere in Fällen mit erhöhtem Abhängigkeitsrisiko. Eine spezielle Indikation könnte bei solchen Patienten gegeben sein, die regelmäßig aus dem REM-Schlaf heraus erwachen. Hier könnte eine Behandlung mit den REM-Schlaf unterdrükkenden Antidepressiva besonders wirkungsvoll sein. Vorsicht ist bei älteren Patienten angezeigt, bei denen die Nebenwirkungen stärker ins Gewicht fallen, sowie bei Patienten, die beruflich auf die Feinmotorik und gutes Sehvermögen angewiesen sind.

Es gibt bisher jedoch keine Vergleichsstudien zwischen Antidepressiva und Benzodiazepinen unter dieser Indikation. Die genannten Therapievorschläge resultieren eher aus eigenen unsystematischen Erfahrungen und theoretischen Überlegungen.

3) Zur Gruppe der Patienten mit *organisch bedingten Schlafstörungen* gehören die bereits erwähnten Schlafapnoen. Bei diesen Patienten verschlechtern Benzodiazepine häufig die Atmung, was im ungünstigsten Falle zu einem iatrogen verursachten Cor pulmonale führen kann. Für diese Fälle gibt es positive Erfahrungen mit dem Antidepressivum Protriptylin (Clark et al. 1979). Eine Kontraindikation für Antidepressiva besteht bei den Patienten mit Myoklonien, da sich diese unter Antidepressiva eher noch verstärken können (Ware 1983).

Welche Empfehlung für den Praktiker folgt aus diesen Überlegungen? Bei schlafgestörten Patienten sollte unbedingt zunächst eine differenzierte Diagnostik durchgeführt werden. Besteht eine Depression, sind sedierende Antidepressiva unstrittig Mittel der ersten Wahl. Auch wenn auf den ersten Blick keine depressive Erkrankung vorliegt, sollte künftig häufiger ein Behandlungsversuch mit diesen Medikamenten erfolgen, deren Bedeutung für die Insomnietherapie bisher sicherlich unterschätzt wurde.

Literatur

Berger M, Doerr P, Lund R, Bronisch T, Zerssen D von (1982) Neuroendocrinological and neurophysiological studies in major depressive disorder: Are there biological markers for the endogenous subtype? Biol Psychiatry 17: 1217–1242

Clark RW, Schmidt HS, Schaal SF (1979) Sleep apnea: Treatment with protriptyline. Neurology 29: 1282

Klein HE (1986) Benzodiazepine in Kombination mit Antidepressiva und Neuroleptika. In: Hippius H, Engel RR, Laakmann G (Hrsg) Benzodiazepine. Springer, Berlin Heidelberg New York Tokyo, S 173–178

Mendelson WB (1980) The use and misuse of sleeping pills. Plenum, New York London

National Institutes of Health (1984) Drugs and insomnia. NIH Consensus Conference. JAMA 251: 2410–2414

Ware JC (1983) Tricyclic antidepressants in the treatment of insomnia. J Clin Psychiatry 44: 25–28

Wiegand M, Berger M, Zulley J, Zerssen D von (1986) The effect of trimipramine on sleep in patients with major depressive disorder. Pharmacopsychiat. 19: 198–199

Diskussion

Gastpar: Sie haben gesagt, daß Clomipramin den Schlaf eher negativ beeinflußt. Aufgrund meiner persönlichen Erfahrung würde ich sagen, daß alles, was im sog. Kielholz-Schema ab Imipramin rechts steht, sehr wohl förderlich für den Schlaf ist. Wir müßten dem Praktiker konkret sagen, welche Präparate bei Patienten mit Schlafstörungen er nicht nehmen darf, d. h. ihm möglichst präzise Anweisungen geben. – Dann noch eine Frage: Gibt es eine Dosisabhängigkeit der REM-Suppression? Ich frage das deswegen, weil ich persönlich in der Ambulanz die Erfahrung gemacht habe, daß bei eher akuten psychogenen Schlafstörungen 10 mg Maprotilin ein ausgezeichnetes Hypnotikum sind. Gibt es hier eine Angabe zur Dosisrelation?

Wiegand: Nach unserer Erfahrung war das Medikament, das am stärksten den Schlaf auch subjektiv stört, das Fluvoxamin. Beim Clomipramin ist es so, daß subjektiv die Schlafstörung oft nicht erlebt wird, sich aber im Schlaf-EEG ein sehr häufiges Erwachen und eine starke Reduktion des Tiefschlafes zeigt.

Gastpar: Bei welchen Dosen?

Wiegand: Die Erfahrung, über die ich berichte, bezieht sich auf Dosen um 150 mg Clomipramin. – Zur zweiten Frage: Mir ist bekannt, daß es bei bestimmten Substanzen, ich glaube auch beim Doxepin, eine Dosisabhängigkeit der REM-Suppression gibt. Doxepin war ja auch einmal in der Diskussion als Substanz, die den REM-Schlaf nicht unterdrückt, und da hat sich gezeigt, daß es eine Dosisfrage ist. Bei höherer Dosierung unterdrückt es den REM-Schlaf wie andere trizyklische Antidepressiva auch.

Philipp: Wie ist in Ihrer Klinik der Begriff psychogen definiert? Wenn er so definiert wäre, daß eine neurosen-psychologische Genese nachgewiesen werden müßte, dann würde ich ihn nicht für sehr praktikabel halten in der Vermittlung an den Praktiker. Wenn Sie ihn jedoch identisch mit chronisch funktionellen Schlafstörungen verwenden und als

weitere Kriterien a) die Zeit und b) den Ausschluß endogener Faktoren einbeziehen, wäre es wahrscheinlich auch besser, es funktionell zu nennen.

Wiegand: So wie ich ihn verwendet habe, ist es eher eine Restkategorie, die sich ergibt, wenn man die eindeutig organischen und die eindeutig depressionsbedingten Schlafstörungen ausschließt. Was die Umsetzung für den Praktiker betrifft, ist es ganz wichtig, darauf hinzuweisen, daß bei einer Schlafstörung zuerst eine Depression ausgeschlossen wird. Es sollten also nicht gleich bei einer Schlafstörung Benzodiazepine oder Hypnotika ohne nähere diagnostische Klärung verordnet werden. Vor einem Einsatz von Benzodiazepinen muß weiterhin die Gruppe der Schlafapnoiker ausgeschlossen werden. Wichtig ist eine eingehende Diagnostik, bevor Medikamente verordnet werden.

Beck: Sehen Sie Ihrer Erfahrung nach eine Möglichkeit, sedierende Antidepressiva in einer reduzierten Dosis nach Ausschluß einer Depression als Alternative zu Benzodiazepinen einzusetzen? Es wäre sicherlich von Vorteil, wenn man vielleicht mit 5 oder 10 mg auskäme, weil wir dann wenigstens teilweise nicht das Problem der Nebenwirkungen und auch der vegetativen Begleiterscheinungen der Antidepressiva hätten.

Wiegand: Möglicherweise kann man mit geringeren Dosen auskommen. In einem Versuch an nichtdepressiven Probanden haben wir mit 75 mg Trimipramin eine stark sedierende Wirkung erzielt, die weit über das hinausging, was wir mit der gleichen Dosierung bei depressiven Patienten beobachtet haben. Über mögliche Nebenwirkungen bei Nicht-Depressiven sind mir keine Untersuchungen bekannt.

Geiselmann: So klar die Symptome von Schlafstörungen im Vergleich zu anderen psychopathologischen Begriffen vielleicht zunächst definierbar erscheinen, so schwierig ist die Beurteilung ihrer Wertigkeit. Ich weiß aus eigenen Interviews, die ich mit Patienten in Allgemeinpraxen und internistischen Praxen durchgeführt habe, daß die Patienten häufig Schlafstörungen als Beschwerden nennen, während der behandelnde Arzt die Schlafstörung gar nicht als Beschwerde beim Patienten realisiert hat. Umgekehrt behandelt der Arzt Patienten wegen Schlafstörungen, während die Patienten, wenn man sie spontan nach ihren Beschwerden fragt, die Schlafstörungen überhaupt nicht oder erst an letzter Stelle nennen. Das Symptom Schlafstörung hat also sicher eine ganz komplexe Funktion in der Arzt-Patienten-Interaktion. Für den Patienten kann Schlafstörung z. B. auch ein Vorwand sein, regelmäßig in die Praxis zu kommen, um seine Klagen anzubringen oder auch in einer gewissen Regelmäßigkeit ein gewisses Medikament verschrieben zu bekommen. Nach meinem Eindruck sind es hauptsächlich ältere Patienten, oft alleinstehende Damen, bei denen ein Lebensereignis, wie z. B. der Tod des Ehemannes oder ein Umzug o. ä., zur Beschwerde Schlafstörung und zur inzwischen chronischen Einnahme eines Schlafmittels - meistens ein Benzodiazepin - führte. Die Verordnung eines Medikaments gegen Schlafstörungen scheint hier also im Sinne von Balint als Ersatz für ein Verlusterlebnis zu dienen. Ich denke, daß man diesen Aspekt noch öfter beachten muß, wenn man sich auf das zunächst so klare Symptom der Schlafstörung konzentriert.

Rüther: Bezüglich der Beeinflussung des REM-Schlafs scheint es so zu sein, daß es bei den meisten trizyklischen Antidepressiva eine Schwellendosis gibt. In den niedrigen Dosierungen haben sie noch keinen großen Effekt auf den REM-Schlaf, aber dann kommt es ab einer bestimmten Dosis sehr schnell zu einer REM-Schlaf-Unterdrückung. Woran das liegt, ist mir nicht bekannt. Aber ich glaube, es ist nicht einfach eine lineare Beziehung zwischen Dosis und Wirkung auf den REM-Schlaf. Bei einigen meiner Patienten, die lange Jahre Monoamin-Oxidase-Hemmer ge-

nommen haben, ist überhaupt kein REM-Schlaf mehr vorhanden. Insofern sind für mich die Antidepressiva nicht als Mittel der ersten Wahl bei den sog. transienten Schlafstörungen zu nennen. Wenn wir Antidepressiva in der Behandlung von Schlafstörungen anwenden wollen, müssen wir die Diagnostik vorantreiben. Die eigentliche Diagnose der Schlafstörungen ist ja zunächst recht einfach. Schwierig wird es erst bei der Differentialdiagnose, z. B. von sog. psychogenen Schlafstörungen. Im DSM-3 wurde ja ein Versuch einer Differentialdiagnostik unternommen, und psychogene Schlafstörungen wurden aufgeteilt in die chronischen, persistierenden, psychophysiologischen Schlafstörungen, die sog. idiopathischen Schlafstörungen und drittens die „anderen" Schlafstörungen. - In dieser dritten Gruppe sind häufig die Schlafstörungen, bei denen keine wirklich objektivierbaren Schlafstörungen vorliegen. Heute versuchen wir diese letzte Gruppe durch verschiedene Untersuchungen besser differentialdiagnostisch zu erfassen und sie dann differentialtherapeutisch anzugehen. Es gibt hier anscheinend zwei große Gruppen. Bei der einen ist tatsächlich das Schlafprofil so gut wie ungestört, aber mit häufigem Aufwachen aus dem Traumschlaf. Bei der anderen Gruppe sind schwere Veränderungen des Schlafprofils vorhanden. Die beiden Gruppen sind natürlich, wenn sie besonders ausgeprägt sind, recht gut zu unterscheiden, es gibt aber fließende Übergänge. - In unserem Patientenklientel sind es 50% der Patienten, die unter diese drei Gruppen fallen. Die anderen sind endogene Depressionen, Suchtpatienten, Patienten mit Myoklonus oder Schlafapnoe etc. - Die Patienten, die unter diese Gruppe der sog. psychophysiologischen psychogenen idiopathischen Schlafstörungen fallen, die wirklich ein schwer gestörtes Schlafprofil haben, sollten mit Antidepressiva behandelt werden, wenn vorher Benzodiazepine gebraucht wurden und dort eine Toleranz zu beobachten ist oder wenn die Dosis schon gesteigert wurde. Das heißt für den Praktiker: Wenn er einen chronisch schlafgestörten Patienten hat und er hat möglichst feindiagnostisch, nicht schlafpolygraphisch, psychiatrische Probleme ausgeschaltet, an die organischen Schlafstörungen, die Schlafapnoe gedacht und eine mögliche Sucht abgeklärt, dann kann er, wenn er bei diesen Patienten Benzodiazepine quasi ausgereizt hat und die Patienten immer noch klagen, das Benzodiazepin durch ein Antidepressivum ersetzen. Ich würde dann solche Antidepressiva empfehlen, die wirklich sofort und schnell sedierend wirken. Es ist nicht untersucht, und wir wissen es nicht, wie die Adaptation ist. Wir wissen von Neuroleptika, daß stark anticholinerg wirkende Neuroleptika in der Sedation adaptieren. Ich habe klinisch den Eindruck, daß das bei Antidepressiva nicht so stark der Fall ist. Ich habe Patienten, die über mehrere Jahre z.B. mit Amitriptylin oder mit Doxepin behandelt wurden, und bei denen keine Adaptation zu beobachten ist. Aber ich habe auch Patienten, wo eine solche Adaptation stattfindet. – Zur Dosierung kann ich noch folgendes sagen: Wir kommen mit sehr, sehr niedrigen Dosen aus; z.B. ist die niedrigste Dosierung bei Doxepin 25 mg. Wichtig ist allerdings, daß man das Benzodiazepin nicht abrupt umsetzt auf ein Antidepressivum, sondern man muß das Benzodiazepin sehr langsam ausschleichen und das Antidepressivum langsam dazugeben.

Gastpar: Danach müßte man die „Placebowirkung" kleinerer Antidepressivadosen vielleicht doch etwas anders sehen? Kleinere Antidepressivadosen haben danach offenbar recht spezifische Wirkungen.

Rüther: Meines Erachtens hat diese schlaffördernde Wirkung überhaupt nichts mit der antidepressiven Wirkung zu tun, sondern ist eine besondere, spezielle Wirkung.

Hippius: Aber man müßte dann hinzufügen, daß diese hypnogene Wirkung sich von den hypnogenen Wirkungen anderer Substanzklassen, wie z.B. Chloralhydrat oder Barbiturate, unterscheidet. Dieser bei den Antidepressiva vorkommende hypnogene Effekt scheint irgendwie eine gewisse Sonderstellung zu haben.

Rüther: Deswegen würde ich noch nicht einmal von hypnogen, noch nicht einmal von sedierend sprechen, sondern ich würde es z.B. als eine vigilanzdämpfende Wirkung bezeichnen. Hypnogen ist eher wahrscheinlich bei den Barbituraten, sedierend bei den Tranquilizern.

Demisch: Ist es nicht so, daß die stark antihistaminergen Antidepressiva auch stärker schlafanstoßend wirken?

Rüther: Das spielt natürlich gerade beim Doxepin eine große Rolle. Antihistaminika sind allerdings in der Schlafforschung noch völlig unerforscht, es gibt überhaupt keine Literatur darüber. Wir haben gerade eine offene Akutstudie bei normalen Versuchspersonen mit Doxylamin abgeschlossen. An zwei aufeinanderfolgenden Tagen wurden erst Placebo, dann Verum und dann wieder abwechselnd Placebo verabreicht. Am 1. Tag war bei gesunden Versuchspersonen die Schlaflatenz etwas verkürzt, es kam jedoch zu einer ganz dramatischen REM-Schlaf-Reduktion und einer Verlängerung der REM-Latenz. Am 2. Tag kam es jedoch schon zu einer Adaptation. Deswegen vermute ich, daß die sedierende Wirkung von Antidepressiva nicht nur auf ihre antihistaminerge Wirkung zurückzuführen ist.

Laux: Da es sich beim Einsatz von Antidepressiva in der Behandlung chronischer Schlafstörungen naturgemäß um eine Langzeitverordnung handeln wird, denke ich, sollten wir für die niedergelassenen Praktiker noch ein kurzes Wort sagen zu den dann erforderlichen notwendigen Kontrolluntersuchungen unter Antidepressiva im Gegensatz zu Benzodiazepinen.

Wiegand: Vor und während der Behandlung sollten in regelmäßigen Abständen Blutbild,

Blutdruck, Puls sowie Leber- und Nierenfunktion überprüft/kontrolliert werden. Zum Ausschluß von Kontraindikationen ist ferner vor Beginn der Behandlung ein EKG, ein EEG und die Prüfung des Augeninnendrucks erforderlich. Bei älteren Patienten und Patienten mit kardiovaskulären Störungen sind weitere Kontrollen des EKGs, bei Patienten mit hirnorganischen Störungen solche des EEGs in etwa vierteljährlichen Abständen angezeigt. – Abschließend möchte ich noch einmal darauf hinweisen, daß es gewiß noch zu früh ist, empirisch begründete klare Empfehlungen zu geben, wann sedierende Antidepressiva als Alternative zu Benzodiazepinen in Frage kommen. Kontrollierte Vergleichsstudien zu dieser Frage sind dringend erforderlich.

Merksätze für die Praxis zum Thema:

WELCHE BEDEUTUNG HABEN ANTIDEPRESSIVA IN DER
BEHANDLUNG VON CHRONISCHEN SCHLAFSTÖRUNGEN?

Die Behandlung mit Antidepressiva ist bei folgenden Schlafstörungen empfehlenswert:

1. **Schlafstörungen im Rahmen von Depressionen**
   Einsatz vorwiegend sedierender Präparate wie z.B. Amitriptylin, Doxepin, Trimipramin, Mianserin und Maprotilin.

2. **Bei chronischen psychogenen Insomnien**
   Die Vorteile der Verordnung sedierender Antidepressiva
   liegt im Fehlen des Mißbrauchs- und Abhängigkeitsrisikos
   bei Langzeitgabe, der Nichtbeeinflussung des Tiefschlafs
   und der kausalen Mitbehandlung einer häufig vorliegenden, noch nicht voll ausgeprägten Depression.

3. **Bei organisch bedingten Schlafstörungen**
   Bei Schlafapnoikern verschlechtern Benzodiazepine häufig
   die Atmung des Patienten, was zu einem iatrogen verursachten Cor pulmonale führen kann.

4. **Kontraindikation**
   Patienten mit Myoklonien, da sich diese unter Antidepressiva verstärken können.

Welche Bedeutung haben Antidepressiva in der Behandlung von Angstzuständen und chronischen Schmerzen?

M. Philipp

Neben dem besonderen Wirkungsaspekt bei Schlafstörungen beinhalten Antidepressiva weitere Wirkdimensionen, die einen möglichen Einsatz in der Behandlung von Angstsyndromen, chronischen Schmerzen und auch bei den antihistaminerg wirksamen Antidepressiva in der prophylaktischen Behandlung von Magengeschwüren rechtfertigen. Es handelt sich hier um Substanzen, die weit mehr können als nur Depressionen verkürzen und Depressionssymptome erleichtern.

Ich glaube, daß wir dem Praktiker im Bereich der Angsttherapie und im Bereich der begleitenden Therapie chronischer Schmerzen Hilfestellung leisten können.

Antidepressiva in der Angsttherapie

Im Bereich der Angsttherapie ist es aus meiner Sicht wichtig, daß eine Empfehlung an jene Angstsyndrome gebunden ist, die prädiktiv für ein Ansprechen auf Antidepressiva sind. Gleichzeitig möchte ich Hinweise geben, wo Antidepressiva wahrscheinlich weniger sinnvoll sind, wo dann eher verhaltenstherapeutische oder andere psychotherapeutische Maßnahmen im Vordergrund stehen.

Das DSM-III hat eine Kriterienliste für die Klassifikation der Angstsyndrome angeboten, mit denen auch der Praktiker arbeiten kann. Der phänomenologisch schwer zu operationalisierende Begriff der Angstneurose wird ihm wenig helfen. Wenn wir dagegen mit diesen Kategorien der Panikerkrankung oder Panikstörung auf der einen Seite und der Agoraphobie, der sozialen Phobie, der einfachen Phobie und schließlich des generalisierten Angstsyndroms auf der anderen Seite arbeiten, werden wir ihm sagen können, daß die Panikerkrankung eine solche prädiktive Wertigkeit hat.

Paniksyndrom

Die Identifizierung von Patienten mit Panikerkrankungen ist im Grunde genommen sehr einfach. Ich brauche sie nur phänomenologisch zu klassifizieren, denn bei Panikattacken handelt es sich um spontan auftretende, zumindest in einzelnen Fällen schneller als in 10 Minuten ihr Maximum erreichende Angstzustände, die in der Mehrzahl mit körperlichen Begleitstörungen einhergehen (Tabelle 1). Antidepressiva sollten jedoch nur dann eingesetzt werden, wenn eine Mindestfrequenz solcher Panikattacken auftritt. Nach DSM-III werden mindestens drei Attacken in 3 Wochen und mindestens jede Woche eine Attacke als Voraussetzung für den Einsatz von Antidepressiva empfohlen. So weit würde ich in den Empfehlungen an den Praktiker zwar nicht gehen, aber er sollte sich davon überzeugen, daß die Attacken so häufig auftreten, daß die längerfristige vielwöchige Einnahme eines Antidepressivums unter allen Risiken, die damit verbunden sind, gerechtfertigt erscheint. Es hat sicher überhaupt keinen Sinn, eine Panikattacke, die alle paar Monate einmal auftritt, nun mit einer Langzeittherapie zu behandeln.

Wenn ein Patient Panikattacken bekommt, wird ja häufig in der Akutsituation ein Tran-

Tabelle 1. Diagnostische Kriterien des Paniksyndroms. (Aus American Psychiatric Association 1980)

A) Mindestens drei Panikattacken innerhalb eines Zeitraumes von 3 Wochen, unter Umständen, die nicht auf einer ausgeprägten körperlichen Erschöpfung oder einer lebensbedrohenden Situation beruhen. Die Attacken werden nicht durch Exposition gegenüber einem umschriebenen phobischen Stimulus ausgelöst.

B) Panikattacken zeigen sich in abgegrenzten Perioden mit Ängstlichkeit oder Furcht und in mindestens vier der folgenden Symptome während jeder Attacke:
1. Dyspnoe;
2. Palpitationen;
3. Schmerzen oder Unwohlsein in der Brust;
4. Erstickungs- oder Beklemmungsgefühle;
5. Benommenheit, Schwindel oder Gefühl der Unsicherheit;
6. Gefühl der Unwirklichkeit;
7. Parästhesien (Kribbeln in Händen oder Füßen);
8. Hitze- und Kältewellen;
9. Schwitzen;
10. Schwäche;
11. Zittern oder Beben;
12. Furcht zu sterben, verrückt zu werden oder während einer Attacke etwas Unkontrolliertes tun.

C) Nicht durch eine körperliche oder eine andere psychische Störung wie typische Depression, Somatisierungssyndrom oder Schizophrenie bedingt.

D) Nicht mit Agoraphobie verbunden.

quilizer gegeben. Und gerade diese Patienten „stehen" auf Tranquilizern. Maier und Buller haben in Mainz eine Felduntersuchung bei niedergelassenen Ärzten durchgeführt, in der eigentlich kein einziger Patient mit Panikattacken dabei war, der nicht aufgrund dieser Erfahrung, daß das Benzodiazepin in der akuten Situation hilft, in eine Gewohnheit hineingekommen ist, Benzodiazepine zu nehmen – und sicher zu häufig zu nehmen (Philipp u. Buller 1986). Hier wäre für mich eine wichtige Information an den niedergelassenen Arzt, daß er mit den üblichen Benzodia-

zepinen nicht in der Lage ist, durch eine Dauertherapie Panikattacken optimal zu supprimieren. Eine Ausnahme ist wahrscheinlich das Alprazolam.

Er hat aber die Möglichkeit, mit einer der antidepressiven Therapie entsprechenden Gabe bestimmter Antidepressiva eine Prophylaxe durchzuführen, mit einer Erfolgswahrscheinlichkeit, die der Responserate bei Depressionen entspricht, also ca. 70%. Er ist nicht gezwungen, den Patienten primär in eine Psychotherapie zu schicken, sondern kann bei aktuellen Panikattacken durchaus mit gutem Gewissen erst pharmakotherapeutisch behandeln.

Die am häufigsten untersuchten Substanzen bei Panikattacken sind MAO-Hemmer. Wir setzen deshalb in der Klinik überwiegend MAO-Hemmer ein. Einem Allgemeinarzt würde ich jedoch den Umgang mit MAO-Hemmern nicht empfehlen, da ich davon ausgehen muß, daß hier keine ausreichenden Erfahrungen aufgebaut werden können und er auch sicherlich nicht den Informationsstand hat, um den Patienten vernünftig beraten zu können, gcrade was die diätetischen Maßnahmen betrifft. Es sei denn, daß es ein Allgemeinarzt ist, der nun wirklich sehr viele dieser Patienten hat und der ein großes Interesse entwickelt. Das würde ich als ein weiteres Kriterium einfügen.

Wir haben hier durchaus die Möglichkeit, Trizyklika, wie etwa das Imipramin, zu empfehlen. Auch hierüber gibt es eine ganze Reihe von Studien. Ob andere Antidepressiva, ob nichttrizyklische Antidepressiva gleich wirksam sind, ist m.E. erst bei einer hinreichenden Zahl von Studien positiv zu belegen. Ich wüßte allerdings kein theoretisches Argument, kein biochemisches Argument, das dagegen spräche, daß eine Besserung der Panikattacken auch mit anderen Antidepressiva, etwa auch mit Doxepin, zu erreichen wäre. Im Zweifelsfall würde ich allerdings auf solche zurückgreifen und die empfehlen, bei denen eine Reihe von Studien vorliegen, wie z.B. das Imipramin.

Zur Dosierung werden unterschiedliche

Empfehlungen gegeben. Es gibt amerikanische Studien, die auch bei Panikattacken bis zu 300 mg eines Trizyklikums geben, es gibt wiederum auch aus den USA klinische Erfahrungen, die sagen, daß wir hier u. U. schon mit sehr niedrigen Dosen Erfolg haben können (Klein u. Rabkin 1981). Wir halten es im Moment so, daß wir abweichend von unserem Dosierungsschema bei Depressionen durchaus mit einer Dosierung sogar schon von z. B. 10 mg Imipramin anfangen, sehr langsam steigern, und wenn wir eine Reduktion der Frequenz von Panikattacken feststellen, bei 25 oder bei 50 mg stehenbleiben, ansonsten jedoch bis zu 150 mg auch in der ambulanten Therapie erhöhen (s. auch Buller u. Philipp 1984).

Agoraphobie

Panikattacken sind allerdings sehr häufig vergesellschaftet mit Agoraphobie. Hier wäre es aus meiner Sicht wichtig, dem Praktiker eine inhaltliche Definition der Agoraphobie nahezubringen. Nach dem DSM-III ist die Agoraphobie definiert als die Angst, in bestimmten Situationen Panikattacken oder Zustände zu bekommen, in denen man sich physisch so bedroht fühlt, daß man unbedingt sofort aus dieser Situation heraus muß (Tabelle 2). Bei diesen Patienten empfehle ich, ein Expositionstraining zu machen; in der Nähe einer Großstadt oder in einer Universitätsstadt wäre hier sicher die Überweisung an einen niedergelassenen Verhaltenstherapeuten indiziert – auf dem Land ist das sicher nicht möglich. Das Expositionstraining ist hier, glaube ich, das Mittel der Wahl. Hierzu sollte der Patient erst einmal mit einem Antidepressivum stabilisiert werden, damit die Wahrscheinlichkeit, in der Exposition eine neue Panikattacke zu bekommen, schon hierdurch reduziert wird. Weiter soll damit verhindert werden, daß er möglichst keine spontanen Panikattacken mehr bekommt, bevor mit dem Expositionstraining angefangen wird.

Tabelle 2. Diagnostische Kriterien der Agoraphobie. (Aus American Psychiatric Association 1980)

A) Der Betroffene hat eine ausgeprägte Furcht vor bestimmten Situationen und vermeidet sie deshalb: allein oder in der Öffentlichkeit dort zu sein, wo Flucht schwer möglich ist oder keine Hilfe im Falle plötzlicher Hilflosigkeit verfügbar wäre, z. B. Menschenmengen, Tunnels, Brücken, öffentliche Verkehrsmittel.

B) Es besteht eine zunehmende Einschränkung der normalen Tätigkeiten, bis die Furcht oder das Vermeidungsverhalten das Leben der Betroffenen völlig beherrschen.

C) Nicht durch eine typische depressive Episode, Zwangssyndrom, paranoide Persönlichkeitsstörung oder Schizophrenie bedingt.

Die anderen Phobien, etwa die Soziophobie oder die einfache Phobie, sind kein Gegenstand einer Therapie mit Antidepressiva. Aus meiner Erfahrung kann ich mich trotz auch hier vollzogener medikamentöser Therapieversuche an keinen wesentlichen Therapieerfolg erinnern. Ich meine, daß dies weiterhin ein exquisites Indikationsgebiet für eine primäre Verhaltenstherapie oder eine analytisch orientierte Therapie ist.

Generalisiertes Angstsyndrom

Das generalisierte Angstsyndrom (Tabelle 3) würde ich als eine primäre Indikation für eine kurzfristige Gabe von Tranquilizern sehen. Bei vorliegenden Kontraindikationen, z. B. wenn eine Suchtgefährdung des Betreffenden besteht, sollte auf ein Antidepressivum oder ein injizierbares Neuroleptikum ausgewichen werden. Hier sollte aber nicht versäumt werden, begleitend dazu den Patienten mit entspannungstherapeutischen Techniken vertraut zu machen; ob man es nun selber kann oder überweist oder ob man ihn letztlich in der Volkshochschule autogenes Training oder Entspannungstechnik lernen läßt, wäre dabei m. E. nicht das Entscheidende.

Tabelle 3. Diagnostische Kriterien des generalisierten Angstsyndroms. (Aus American Psychiatric Association 1980)

A) Generalisierte, anhaltende Ängstlichkeit, die sich in Symptomen aus mindestens drei der folgenden vier Kategorien ausdrückt:
  1. *Motorische Spannung:* Beben, Aufgeregtheit, Sprunghaftigkeit, Zittern, Anspannung, Muskelschmerzen, Ermüdbarkeit, Unfähigkeit, sich zu entspannen, Lidzucken, gerunzelte Brauen, angespannter Gesichtsausdruck, Zappeln, Unruhe, Schreckhaftigkeit;
  2. *vegetative Hyperaktivität:* Schwitzen, Herzklopfen oder -rasen, kalte, feuchte Hände, Mundtrockenheit, Benommenheit, Parästhesien (Kribbeln in Händen oder Füßen), empfindlicher Magen, Hitze- oder Kältewellen, häufige Miktion, Diarrhoe, Unbehagen in der Magengrube, Kloß im Hals, Erröten, Blässe, erhöhte Ruhepuls- und Atemfrequenz;
  3. *Erwartungsangst:* Ängstlichkeit, Sorge, Furcht, Rumination, Befürchtungen vor Unglück für sich selbst oder andere;
  4. *Überwachheit und ständiges Überprüfen der Umgebung:* übermäßige Aufmerksamkeit, die zur Ablenkbarkeit führt, Konzentrationsschwierigkeiten, Schlaflosigkeit, das Gefühl, „ständig auf dem Sprung zu sein", Reizbarkeit, Ungeduld.

B) Die ängstliche Verstimmung muß mindestens 1 Monat lang bestanden haben.

C) Nicht durch eine andere psychische Störung wie eine depressive Störung oder Schizophrenie bedingt.

D) Alter mindestens 18 Jahre.

Antidepressiva bei chronischen Schmerzsyndromen

Bei den chronischen Schmerzsyndromen lehrt die klinische Erfahrung, daß wir Opiate und auch andere konventionelle Schmerzmittel einsparen können, wenn zusätzlich Antidepressiva oder Neuroleptika gegeben werden. Sehr wenig ist allerdings über den biochemischen Mechanismus bekannt.

Die Frage stellt sich hier, ob die Kombination mit einem Neuroleptikum oder Antidepressivum oder die Monotherapie günstiger ist.

Beim Tumorschmerzpatienten wird man mit einer Monotherapie häufig nicht hinkommen und zu einer Kombinationstherapie übergehen.

In den 70ger Jahren, wo in Mainz eine spezielle Kopfschmerz- und Migränebehandlung durchgeführt wurde, haben wir eine ganze Reihe von Antidepressiva getestet, allerdings ohne systematische Studien. Am häufigsten wurden Thioridazin, Amitriptylin, Doxepin und Mianserin eingesetzt. Wir machten eigentlich bei allen Substanzen gleich gute klinische Erfahrungen. Häufig besteht ja bei diesen Patienten die Notwendigkeit, sie von den Schmerzmitteln zu entziehen, das Entzugssyndrom abzudämpfen und es ihnen zu erleichtern, nicht wieder zum chronisch eingenommenen oder gar mißbrauchten Schmerzmittel zu greifen. Hier haben die Antidepressiva sicher eine wichtige Funktion.

Auf der anderen Seite liegt häufig ein depressives Begleitsyndrom vor, so daß man gar nicht mehr genau differenzieren kann, wodurch die Wirkung vermittelt wird: Ist es der antidepressive Effekt, der hier greift, oder ist es die eigentliche schmerzdistanzierende Wirkung? Von den reinen Schmerzpatienten wissen wir, daß die Erlebnisqualität des Schmerzes durch den Einsatz von Antidepressiva verändert wird. Hier liegt wahrscheinlich keine analgetische, sondern eher eine schmerzdistanzierende Wirkung vor.

Zur Dosierung ist zu sagen, daß wir in der Kopfschmerztherapie in der Regel mit z. B. 25 mg Amitriptylin oder Doxepin auskommen; wir brauchten selten höhere Dosen. Es gab Ausnahmen von sehr hartnäckigen Gesichtsschmerzen, wo wir dann eher zu Thioridazin übergegangen sind. Das sind allerdings subjektive klinische Erfahrungen, wo wir dann 400–600 mg Thioridazin gegeben haben. Aber solche atypischen Gesichtsschmerzen sind sehr hartnäckige Fälle, und ich würde sie nicht als Maßstab nehmen.

Literatur

American Psychiatric Association (1980) Diagnostic and Statistical Manual of Mental Disorders, 3rd edn. APA, Washington (1980). Deutsche Übersetzung von K. Köhler und R. Saß. Beltz-Verlag, Weinheim Basel 1984

Buller R, Philipp M (1984) Panik-Erkrankung. MMW 126: 1013–1015

Klein DF, Rabkin JG (1981) Anxiety: New research and changing concepts. Raven Press, New York

Philipp M, Buller R (1986) Klassifikatorische Probleme von Mißbrauch und körperlicher Abhängigkeit bei Benzodiazepinen. In: Hippius H, Engel RR, Laakmann G (Hrsg) Benzodiazepine. Rückblick und Ausblick. Springer, Berlin Heidelberg New York Tokyo, S 234–241

Diskussion

Laakmann: Es erscheint mir dringend notwendig, vor der Einleitung der Therapie die notwendigen differentialdiagnostischen Schritte durchzuführen. Sollte es dem Allgemeinarzt nicht möglich sein, eine ausreichende Differentialdiagnostik zu betreiben, scheint mir die Überweisung des Patienten zu einem niedergelassenen Nervenarzt oder in eine Klinik (ambulant oder stationär) zur Durchführung einer Differentialdiagnose notwendig. Eine möglichst gute diagnostische Abklärung sollte einer gezielten Behandlung vorausgehen, da besonders bei den erwähnten Krankheitsbildern neben einer oft langfristigen Pharmakotherapie die Einleitung psychotherapeutischer Maßnahmen indiziert ist. Hinzu kommt noch, daß – besonders bei Schmerzsyndromen – eine Abklärung körperlicher Ursachen unumgänglich ist und daß auch geklärt werden sollte, ob diese Symptome nicht im Rahmen von Psychosen, wie endogenen Depressionen oder Schizophrenien, auftreten.

Philipp: Natürlich muß eine körperliche Ausschlußdiagnostik vorgenommen werden, und die Einbettung eines solchen Syndroms in eine endogene Depression oder in eine schizophrene Erkrankung ist auszuschließen. Wo ich anderer Meinung bin, ist, daß diese Ausschlußdiagnostik nur von einem Nervenarzt gemacht werden muß. Genauso wie beim depressiven Syndrom ist es schlechterdings unmöglich, 90% der Patienten, die ja nicht beim Nervenarzt wegen einer Depression in Behandlung sind, zu einem Nervenarzt zu schikken. Und ich halte es auch für einen nicht empfehlenswerten Weg zur Differentialdiagnose der Panikerkrankung, grundsätzlich zu fordern, daß diese vom Nervenarzt vorgenommen werden muß. Bei einer Inzidenz von 4% von Panikerkrankungen in der Bevölkerung ist eine grundsätzliche Überweisung völlig ausgeschlossen.

Laux: Mein Vorschlag wäre, daß es sicherlich notwendig ist, dem Allgemeinarzt ein gewisses diagnostisches Basiswissen zu vermitteln. Selbstverständlich sollte er eine reaktive Depression, eine klassische endogene Depression und auch eine klare Panikerkrankung bzw. Panikattacke kennen; damit haben wir dann eigentlich fast die Grenze erreicht. Ich finde, daß die Situation in der Tat etwas anders ist, denn die Neurologie-Psychiatrie ist die viertgrößte Facharztgruppe und hat prozentual in den letzten 5 Jahren den größten Zuwachs gehabt. In weiten Teilen Deutschlands, wenn wir das ganz flache Land einmal weglassen, ist eine ausreichende Versorgung gesichert. Deswegen, meine ich, sollten wir zu einer gewissen Grenzziehung kommen. Es gibt Grenzen, wo wir dem Allgemeinarzt wirklich empfehlen müssen, an einen Facharzt zu überweisen. – In diesem Feld der Differentialdiagnose von depressiven Störungen, Angsterkrankungen, generalisierten Angstsyndromen, Psychosomatosen, larvierten Depressionen etc. haben ja sogar wir als Fachleute Schwierigkeiten. Insofern meine ich, sollten wir gewisse Grenzen aufzeigen, in denen ein Allgemeinarzt selbständig therapeutisch handeln kann und außerhalb derer wir dann aber doch dringend empfehlen (wenn keine klassische psychopathologische Syndromausgestaltung vorliegt) zum Facharzt zu überweisen. Der Patient kommt ja in den meisten Fällen zu ihm zurück, denn es handelt sich bei psychischen Erkrankungen, wie z. B. Depressionen oder Angsterkrankungen, um chronische Erkrankungen. Er verliert den Patienten ja nicht.

Beck: Welche Rolle spielt das Buspiron in der Behandlung von Angstzuständen?

Hippius: Ich würde im Vergleich zu den Benzodiazepinen das Anwendungsgebiet enger ziehen. Buspiron wurde ja primär entwickelt aus einer Stoffgruppe, die chemisch dem Butyrophenon nahe stand, und in Amerika als Neuroleptikum untersucht. Es ist jedoch kein vollwertiges Neuroleptikum. In Tier-Angst-Modellen hat man dann festgestellt, daß es dort eine bestimmte Wirkung aufweist. In vergleichenden Doppelblindversuchen gegen Benzodiazepine konnte man durchaus einen anxiolytischen Effekt für das Buspiron nachweisen. Diesen anxiolytischen Effekt kann man jedoch auch bei niedrigdosierten Neuroleptika finden. Ich würde den Einsatz von Buspiron in der Therapie von Angstzuständen bei Patienten mit Suchtanamnese empfehlen.

Gastpar: Ich persönlich würde aufgrund der Erfahrungen des Mißbrauchs von kleinen Dosen hochpotenter Neuroleptika in der Praxis warnen, solche Substanzen wie Buspiron in ein Indikationsgebiet hineinzuschleusen, das recht schwer abgrenzbar ist. Auch das Problem einer möglichen Entwicklung von Dyskinesien ist nicht überschaubar.

Laux: Noch eine Bemerkung zum Buspiron: Wir haben hier folgende Probleme: 1. Die Substanz hat eine Wirklatenz, und das ist insbesondere für Patienten, die bereits Benzodiazepine kennen, natürlich ungünstig; der Wirkungseintritt ist erst nach etwa 1 Woche zu sehen. 2. Nach meiner persönlichen Erfahrung würde ich die Wirkpotenz - also die anxiolytische Potenz dieser Substanz - als sehr begrenzt umreißen. Die Effizienz würde ich

auf keinen Fall mit der von Benzodiazepinen vergleichen wollen.

Schüssler: Ich kann den Ausführungen von Herrn Philipp nicht ganz zustimmen. Antidepressiva sind in der Behandlung von Angststörungen vielfach untersucht und auch die Effektivität vielfach nachgewiesen. Andererseits wissen wir aber, daß viele Angststörungen eine sehr ausgeprägte Chronizität haben. Wenn wir nur auf Antidepressiva vertrauen, geben wir dem Patienten sicherlich nicht die optimale Therapie. Auch bei Panikattacken, so meine ich, sollte man den Patienten einer zielgerichteten Psychotherapie zuführen. Es gibt in den meisten Gegenden Deutschlands genug Nervenärzte, Psychologen und Psychotherapeuten, und die Niederlassungsrate steigt rapide an, so daß man diese Möglichkeiten auch ausschöpfen sollte. Soweit die Untersuchungen zur Kombination von Psychotherapie und der Psychopharmakatherapie zeigen, kann in der Kombinationsbehandlung einerseits der akute Effekt der Psychopharmaka ausgeschöpft und andererseits der langfristig soziale Effekt der Psychotherapie ausgenutzt werden.

Rüther: Die Behandlung von chronischen Schmerzen, die eine Ursache im körperlichen Bereich haben, wie z. B. Lumbago, Krebsschmerzen oder das riesige Gebiet der orthopädischen Schmerzen, ist sicher eine Domäne des Allgemeinarztes. Auch hier besteht ein großer Informationsbedarf, ob und wenn ja, welche Antidepressiva man als Alternative zu Analgetika oder als Zusatztherapie geben kann. - Es gibt leider keine kontrollierten Studien. Aber von der Theorie her sollte man immer die Präparate nehmen, die eine serotonerge Transmission fördern, weil an bestimmten Stellen des Rückenmarkes, wo die Schmerzumschaltungen und die Schmerzverarbeitungen beeinflußt werden, serotonerge Neuronen eine große Rolle spielen.

Gastpar: Es gibt noch das andere Problem dieser mehr funktionellen chronischen

Schmerzen, also z. B. die Patientin, die seit 3 Jahren therapieresistente Bauchschmerzen hat, wo es dann die Querverbindung zur larvierten Depression gibt. Gerade hier ist sicherlich noch viel Aufklärungsarbeit zu leisten, um die praktischen Ärzte und Internisten zu einem Therapieversuch mit einem Antidepressivum zu bewegen.

Philipp: In der Diskussion wurde ein ganz wesentlicher Problemrahmen angeschnitten, nämlich die Abgrenzung zwischen der niedergelassenen nervenärztlichen Tätigkeit und derjenigen des Nicht-Nervenarztes in der Zuweisungspraxis. Meiner Meinung nach sollte eine möglichst hohe diagnostische und therapeutische Kompetenz des Nicht-Psychiaters angestrebt werden. Im Unterschied zum Psychiater oder Nervenarzt besitzt der Hausarzt einen breiten Kenntnisstand der ganzen sozialen Bedingungen des Patienten, er kennt die Familie, er kennt das gesamte Umfeld. Auch im Sinne einer psychotherapeutischen Mitbetreuung finde ich es sehr wichtig, daß wir hier alle Möglichkeiten ausschöpfen. Ich glaube, daß wir diagnostische Kriterien, die phänomenologisch orientiert und in Kriterienlisten niedergelegt sind, sehr gut vermitteln können. Das ist lernbar, das kann man nachschlagen.

Merksätze für die Praxis zum Thema:

WELCHE BEDEUTUNG HABEN ANTIDEPRESSIVA IN DER
BEHANDLUNG VON ANGSTZUSTÄNDEN UND
CHRONISCHEN SCHMERZEN?

1. *Angstzustände*
   - *Panikerkrankungen:* Paroxysmal auftretende, rasch ihr
     Maximum erreichende Angstzustände, die häufig mit
     körperlichen Begleitstörungen einhergehen.
     Langzeitprophylaxe mit einem trizyklischen Antidepressi-
     vum (individuelle Dosierung zwischen 25 und 150 mg) ist
     dann zu empfehlen, wenn die Panikzustände sehr häufig
     (z. B. wöchentlich) auftreten: *Responderquote ca. 70%.*

   - *Agoraphobie:* Angst, in bestimmten Situationen Panikat-
     tacken oder Zustände zu bekommen, in denen man sich
     psychisch so bedroht sieht, daß man sofort aus dieser Si-
     tuation heraus muß.
     Empfehlung: Expositionstraining; als Adjuvans kann zur
     Stabilisierung ein Antidepressivum gegeben werden.

   - *Soziale Phobie, einfache Phobie sowie das generalisierte
     Angstsyndrom sind* **kein** Gegenstand einer Therapie mit
     Antidepressiva.

2. *Behandlung von Schmerzsyndromen:*
   - Durch die Applikation von Antidepressiva kann die Do-
     sis gleichzeitig verabreichter Analgetika oder Opiate ge-
     ringer gehalten werden. Ein Analgetikaentzug kann mit-
     tels überlappender Antidepressivagabe durchgeführt
     werden.
     Dosierung von Antidepressiva in der Schmerztherapie: z. B.
     25–100 mg Amitriptylin oder Doxepin.

Welche Vorgehensweise ist beim Absetzen langfristig eingenommener Benzodiazepine zu empfehlen?

E. Rüther

Die Frage, ob sich unter Benzodiazepinen eine Abhängigkeit entwickeln kann, ist in den letzten Jahren häufig und kontrovers diskutiert worden. Es wird einerseits die Meinung vertreten, daß es, wenn überhaupt, nur selten primäre Benzodiazepin-Abhängigkeiten gibt (Beckmann u. Haas 1984). Andererseits werden Benzodiazepine für grundsätzlich suchtgefährdend gehalten und seien sogar zu einer Seuche geworden (Binder et al. 1984).

Wenn wir uns an diesbezüglichen Studien orientieren, muß man sagen, daß die Kenntnisse über Gebrauch und Mißbrauch von Benzodiazepinen heute noch gering sind. Auch die vom Wissenschaftlichen Institut der Ortskrankenkassen mitgeteilten Zahlen über die Arzneiverordnungen in der Bundesrepublik Deutschland (GKV-Arzneimittel-Index) können wenig darüber aussagen, wie häufig welche Benzodiazepine bei welchen Patienten verschrieben werden (Müller-Oerlinghausen 1986). Wir kennen Patienten, die die verschriebenen Benzodiazepine nicht einnehmen. In der internationalen Literatur gibt es einige Studien – meistens Einjahresprävalenzen –, die auf Daten beruhen, die in der Regel durch breitangelegte Testverfahren erhoben wurden (Balter et al. 1984). In der Münchner Hochdruck-Studie wurden u.a. auch Medikamente erfaßt und ausgewertet. Die Einmonatsprävalenz der Benzodiazepin-Einnahme lag bei 6,6% der Bevölkerung im Alter von 30–69 Jahren (König et al. 1986). Etwa die Hälfte dieser Patienten gab an, daß diese Medikamente regelmäßig eingenommen wurden, ohne daß dies mit Urinkontrollen verifiziert wurde.

Häufigkeit der Benzodiazepin-Abhängigkeit

Nach dieser zitierten Untersuchung scheinen 3% der Bevölkerung im Alter von 30–69 Jahren regelmäßig Benzodiazepine eingenommen zu haben. Bei dieser Studie handelt es sich um eine randomisierte Stichprobe aus der gesamten Münchner Bevölkerung; 3000 Personen von etwa 500000 wurden untersucht. 25% dieser regelmäßig Benzodiazepine einnehmenden Befragten gaben noch nach 1 Jahr an, daß sie Benzodiazepine regelmäßig weiter einnehmen. Wenn man nun unerlaubterweise hochrechnet und gleichzeitig unterstellt, daß die untersuchte Gruppe repräsentativ für Deutschland sei, müßte man in Deutschland mit etwa 220000 bis 300000 Menschen rechnen, die über 1 Jahr lang regelmäßig Benzodiazepine einnehmen. Das wäre dann ungefähr die Zahl der Patienten, aus denen sich die Patientengruppe mit Benzodiazepin-Abhängigkeit rekrutiert. Unter diesen Gesichtspunkten sollte man von einer Volksseuche sicherlich nicht sprechen, jedoch beschreiben wir hiermit eine Gruppe von Patienten, die klinisch schwierig zu behandeln ist und bei der gegebenenfalls eine Benzodiazepin-Abhängigkeit bei der Therapie berücksichtigt werden muß.

Um die Patientenpopulation, bei der eine Benzodiazepin-Abhängigkeitsproblematik vorliegt, besser beschreiben zu können, haben wir alle Patienten mit Arzneimittelabhängigkeit im Rahmen der Arbeitsgruppe für Arzneimittelüberwachung in der Psychiatrie (AMÜP) erfaßt (Wolf u. Rüther, in Vorbereitung). In den Jahren 1980–1985 wurden 792 Patienten mit Medikamentenmißbrauch oder -abhängigkeit erfaßt. 80% der Patienten verwendeten Benzodiazepine allein oder in Kombination mit anderen Arzneimitteln oder mit Alkohol. 24% aller Patienten mit Arzneimittelmißbrauch oder -abhängigkeit hatten ausschließlich Benzodiazepine eingenommen (isolierter Benzodiazepin-Mißbrauch/Abhängigkeit). In 78% der Fälle, bei denen eine isolierte Benzodiazepin-Abhängigkeit diagnostiziert wurde (n = 147 Patienten) waren auch Benzodiazepine als „Einstiegsdroge" genannt worden. Dagegen waren bei Patienten mit Mehrfachabhängigkeit (n = 280 Patienten) in 80% eine sekundäre Benzodiazepin-Abhängigkeit gefunden worden. Aus diesen unterschiedlichen Verhältnissen sollte gefolgert werden, daß auch unterschiedliche Therapiestrategien für die verschiedenen Patientengruppen entwickelt werden müssen. Hierbei sollte auch berücksichtigt werden, daß bei mehr als der Hälfte der Patienten eine kombinierte psychische und physische Abhängigkeit beobachtet wurde und nur bei 20% der Patienten mit einer Benzodiazepin-Abhängigkeit eine reine psychische Abhängigkeit bestand.

Über die Dosen der mißbräuchlich verwendeten Benzodiazepine sind bisher nur unvollkommene Aussagen zu machen. Während bei den Patienten, die zu einem stationären Aufenthalt kamen, in der Regel recht hohe Dosierungen gefunden wurden, gaben die Patienten in unserer epidemiologischen Untersuchung (König et al. 1986) an, daß die Dosierungen im Durchschnitt nicht über der „defined daily dose" (DDD), d.h. im therapeutischen Dosisbereich lagen.

Benzodiazepin-Entzug

Ein Benzodiazepin-Entzug sollte dann erfolgen, wenn

1) Benzodiazepine nicht mehr die Wirkung haben, die man von ihnen erwartet (Toleranzentwicklung) oder,

2) wenn die Dosierung über die empfohlene durchschnittliche Tagesdosis gesteigert wird.

Es kann versucht werden, die Patienten in einer ambulanten Therapie von Benzodiazepinen zu entziehen. Handelt es sich um eine Polytoxikomanie oder sind Krampfanfälle in der Vorgeschichte, oder sind sehr hohe Dosen von Benzodiazepinen eingenommen worden, sollte ein stationärer Aufenthalt angestrebt werden.

In Tabelle 1 sind die Symptome zusammengefaßt, die bei einem Entzug auftreten können. Auf somatische und psychische Symptome muß geachtet werden. Nach Einnahme von kurz wirksamen Benzodiazepinen, die in der Regel eine kurze Halbwertszeit haben, treten die Entzugssymptome innerhalb von einigen Tagen auf. Bei den lang wirksamen Benzodiazepinen ist noch nach 1 Monat nach

Tabelle 1. Zusammenstellung der möglichen Symptome nach einem Benzodiazepin-Entzug

Somatisch	Psychisch
Schwitzen	Innere Unruhe
Tremor	Angst
Schlafstörungen	Depression
Vermehrte Traumaktivität	Affektlabilität
	Antriebsminderung
Kopfschmerzen	Motorische Unruhe
Herzklopfen	Konzentrationsstörung
Appetitlosigkeit	Störungen der Sinnes-
Allgemeines Unwohlsein	empfindungen:
Übelkeit	- überstarke Wahrnehmung (optisch, akustisch)
Muskelschmerzen	
Schwindelgefühl	- gesteigerte Schmerzempfindlichkeit
Verschwommenes Sehen	
Allgemeine Schwäche	- Fehlwahrnehmungen (Tasten, Gleichgewicht)
Hypotonie	
Tremor (Hände, Zunge, Augenlider)	- Gefühl, verrückt zu werden
Krampfanfälle	Paranoide Symptome
	Delirien
	Reizbarkeit
	Depersonalisation
	Suizidalität
	Dysphorie
	Derealisation
	Panikattacken

Tabelle 2. Absetzen von Benzodiazepinen

(Links: Reduktion der Benzodiazepin-Dosis — Rechts: Einschleichende Medikation mit Doxepin)

Aktuelle Benzodiazepin-Dosis	Reduktionsschema	Zusatzmedikation
mehr als 2 Tabletten Benzodiazepin täglich!	täglich eine halbe Tablette weniger, bis 2 Tabletten/die erreicht sind*	Einschleichende Dosierung von Doxepin innerhalb von 2 Wochen (25–75 mg)
		Wichtig: Lieber die Dosis der Zusatzmedikation erhöhen, als die Benzodiazepin-Dosis!
2 Tabletten Benzodiazepin täglich	innerhalb von 4 Wochen: Reduktion der Dosis auf 1 Tablette! z.B. 1. Woche: 2 Tabletten 2. Woche: 1½ Tabletten 3. Woche: 1½ Tabletten 4. Woche: 1 Tablette	Individuelle Dosierung von Doxepin z.B. 25–50 mg Doxepin am Abend, Steigerung bis zu 100 mg möglich
1 Tablette Benzodiazepin täglich	innerhalb von 4 Wochen: Reduktion der Dosis auf ½ Tablette! z.B. 1. Woche: 1 Tablette 2. Woche: abwechselnd 1 Tablette bzw. ½ Tablette 3. Woche: abwechselnd 1 Tablette bzw. ½ Tablette 4. Woche: ½ Tablette	
½ Tablette Benzodiazepin täglich	innerhalb von 4 Wochen: keine Benzodiazepin-Einnahme mehr! z.B. 1. Woche: ½ Tablette 2. Woche: abwechselnd ½ Tablette, keine Benzodiazepineinnahme 3. Woche: abwechselnd ½ Tablette, keine Benzodiazepineinnahme 4. Woche: Benzodiazepin abgesetzt	Nach vollständigem Absetzen des Benzodiazepins, Doxepin noch mindestens 3 Wochen weiter verabreichen. Ausschleichend Doxepin absetzen, Reduktion um 25 mg pro Woche. Eventuell zusätzliche Gabe von L-Tryptophan am Abend.

Hinweis: Ambulantes Absetzen von Benzodiazepinen ist möglich; allerdings sind ● Alkoholmißbrauch ● Polytoxikomanie ● zerebrale Krampfanfälle in der Anamnese ● schwere Psychosen ● sehr hohe Tagesdosen der eingenommenen Benzodiazepine (> 50 mg Diazepam) *auszuschließen!*
Voraussetzung: Information des Patienten über die längerfristige Dauer des schrittweisen Absetzens!

* Nimmt ein Patient mehrere Benzodiazepine ein, sollte er ausschließlich das Benzodiazepin weiter einnehmen, das die kürzeste Eliminationshalbwertszeit hat; liegt das Benzodiazepin nicht in teilbarer Form vor, ist auf ein **teilbares** Präparat umzustellen!

Nach Prof. Dr. E. Rüther, Psychiatrische Universitätsklinik München (Direktor: Prof. Dr. H. Hippius)

Absetzen des Benzodiazepins das Auftreten von Entzugssymptomen möglich. Mit leichten Entzugssymptomen ist in der Regel zu rechnen; schwerwiegende Entzugssymptome wie Krampfanfälle, Psychosen, delirante und paranoide Symptome sind selten.

Während in der stationären Behandlung die Dosis des Benzodiazepins innerhalb von einigen Tagen bis wenigen Wochen auf 0 reduziert werden kann, ist in der ambulanten Therapie ein anderes Vorgehen zu empfehlen (Tabelle 2). Meistens ist es nicht möglich, Patienten mit einer Benzodiazepin-Abhängigkeit innerhalb von 1–2 Monaten zu entziehen. Sie benötigen eine längere Zeit, z.T. sogar 1–1½ Jahre. – Am Anfang kann die Benzodiazepindosis schnell reduziert werden. Als Faustregel könnte man sagen, daß die Dosierung, die über 2 Tabletten pro Tag hinausgeht, in den ersten Tagen pro Tag jeweils um 50% reduziert werden kann, bis 2 Tabletten eines Benzodiazepins erreicht werden. Dann folgt man dem Prinzip, daß innerhalb von 1–2 Wochen eine halbe bis eine Tablette weniger eingenommen wird. Immer, wenn Entzugssymptome wieder auftreten, kann die Dosierung, die zuletzt eingenommen wurde, oder sogar eine etwas höhere über längere Zeit (1–2 Wochen) bestehenbleiben. – Das Vorgehen mit einer wöchentlichen und nicht täglichen Reduktion des Medikamentes führt zu einer Intervalltherapie mit unterschiedlichen Dosen, die eine sorgfältige, gemeinsame Erarbeitung eines Medikationsplans mit dem Patienten voraussetzt.

Dieser hier vorgeschlagene Absetzplan kann individuell sehr unterschiedlich gehandhabt werden; auch die Schnelligkeit des Vorgehens ist von Faktoren abhängig, die individuell erhoben werden müssen. Hierzu zählt die ursprüngliche Indikation des Präparates, die Einstellung des Patienten zum Arzneimittel und vieles andere mehr.

Häufig gibt es Schwierigkeiten beim Absetzen von Benzodiazepinen. Als Zusatzmedikation kann bei chronischen Schlafstörungen Tryptophan eingesetzt werden, ohne daß hierzu bisher kontrollierte Untersuchungen vorliegen. Sonst sind sedierende Antidepressiva, wie z.B. Doxepin oder Amitriptylin, überlappend zum langsamen Absetzen der Benzodiazepine hilfreich.

Zusammenfassend ist festzustellen, daß Benzodiazepine weithin im Gebrauch sind. Ein großes medizinisches oder bevölkerungspolitisches Problem scheint die Benzodiazepin-Abhängigkeit bisher nicht darzustellen. Wir haben die Möglichkeit, Patienten, die Benzodiazepine in nichttherapeutischer Indikation oder ungerechtfertigterweise einnehmen, von diesen Benzodiazepinen zu entziehen. Der Entzug muß kontrolliert sein und kann nicht abrupt erfolgen. Er kann unterstützt werden durch andere Arzneimittel, wie z.B. Antidepressiva.

Literatur

Balter MB, Manheimer DJ, Mellinger GD, Uhlenhuth EH (1984) A cross-national comparison of anti-anxiety/sedative drug use. Curr Med Res Opin 8 [Suppl 14]: 5–20

Binder W, Kornhuber HH, Waiblinger G (1984) Benzodiazepinsucht, unsere iatrogene Seuche – 157 Fälle von Benzodiazepinabhängigkeit. Öffentl Gesundheitswes 46: 80–86

Beckmann H, Haas S (1984) Therapie mit Benzodiazepinen: Eine Bilanz. Nervenarzt 55: 111–121

König W, Rüther E, Filipa KB, Keil U (1986) Determinants of psychotropic drug intake in a metropolitan population. Pharmacopsychiat. 19: 320–321

Müller-Oerlinghausen B (1986) Prescription and misuse of benzodiazepines in the Federal Republic of Germany. Pharmacopsychiat. 19: 8–13

Wolf B, Rüther E (1985) Drug abuse and dependence in psychiatric inpatients. Pharmacopsychiat. 18: 37–39

Wolf B, Rüther E (in Vorbereitung) Benzodiazepine abuse and dependence in psychiatric inpatiens.

Diskussion

Hippius: Ich finde, daß 250 000 Patienten mit regelmäßiger Benzodiazepineinnahme doch eine höchst eindrucksvolle Zahl darstellen, so daß man hier schon von einer Volksseuche sprechen kann.

Rüther: Wir haben diese Daten faktorenanalytisch durchuntersucht und festgestellt, daß man sehr differenzieren muß, wer Benzodiazepine nimmt. Es nehmen vor allem ältere polymorbide Patienten, darüber hinaus Patienten mit besonderem Streß regelmäßig Benzodiazepine; teilweise finden wir diese regelmäßigen Benzodiazepineinnahmen bei therapeutischen Indikationen. Wenn wir diese Zahlen zusätzlich mit den selten auftretenden schwerwiegenden Fällen vergleichen, kann man wohl nicht von einer Volksseuche sprechen.

Geiselmann: Wenn ich Sie recht verstanden habe, sehen Sie als Indikation für das Absetzen für gegeben an, wenn die Wirkung abnimmt oder sich ändert oder wenn die Dosis gesteigert werden muß. Es kommt aber auch vor - wenn man auch nicht so genau weiß, wie oft -, daß jemand unter therapeutischer Dosis körperlich abhängig wird. Ist es nicht prinzipiell schwer, Patienten von einer therapeutischen Dosis zu entziehen bzw. überhaupt zu überprüfen, ob sie das Medikament noch aufgrund von Krankheitssymptomen brauchen? - Und noch eine zweite Frage: Ich kenne viele Patienten, die das Benzodiazepin nicht jeden Tag, sondern vielleicht 5mal oder nur 2mal in der Woche nehmen, je nach Bedarf, aber doch insgesamt in einer gewissen Regelmäßigkeit. Haben Sie da einen Überblick, wie viele Patienten sich so verhalten und ob damit eine körperliche Abhängigkeit sicher verhindert werden kann? Kann man als Rat an die Patienten weitergeben, daß sie das Präparat nicht jeden Tag nehmen, sondern gelegentlich eine Pause machen sollen, z. B. am Wochenende?

Rüther: Die beiden Fragen hängen eng miteinander zusammen. Wir wissen aus vielen Untersuchungen, daß schon eine Einzeldosis so etwas induziert wie eine Abhängigkeit; in der Regel haben Sie am nächsten Tag einen Reboundeffekt. Das ist klinisch jedoch nicht relevant. Das heißt, wenn Sie eine Therapie über mehrere Wochen mit Benzodiazepinen durchführen, dann wissen Sie, daß diese Patienten in einer gewissen Form abhängig sind. Viele kommen darüber hinweg und können das Benzodiazepin dann absetzen. Um das zu minimieren, rate ich allen Patienten, die Benzodiazepine regelmäßig, aber nicht jeden Tag nehmen müssen, eine Intervalltherapie zu machen. Ich glaube, das ist eine gute Möglichkeit, auch die Wirkung des Benzodiazepins aufrechtzuerhalten. Aus dem Grunde meine ich, daß ein Absetzen oder ein langsames Ausschleichen bei einer Therapieform nach 3-4 Monaten immer angebracht ist. Das Hauptproblem tritt jedoch dann auf, wenn das Präparat nicht mehr wirkt, die Patienten keinen guten Effekt mehr haben oder wenn die Dosis wirklich gesteigert wird.

Laux: Diese Materie, über die wir ja schon seit Jahren diskutieren, ist wirklich sehr komplex, und eine Abgewogenheit scheint nach wie vor schwierig. Wenn man diese Zahl 250000 umrechnet, entspricht das ca. 0,5% der Bevölkerung. In Relation zur Inzidenz chronischer Angsterkrankungen und behandlungsbedürftiger chronischer Schlafstörungen würde man eher von einer Unterversorgung, von einer „Untertherapie" sprechen. Hinzufügen möchte ich noch, daß die Verordnungshäufigkeit von Benzodiazepinen in den letzten Jahren gesunken ist (Müller-Oerlinghausen, 1986). - Eine Frage an Herrn Rüther: Wie haben Sie operational differenziert und getrennt zwischen Mißbrauch und psychischer Abhängigkeit? Weiterhin wäre es sicherlich ein wichtiger Punkt, daß wir uns einig sind, was wir unter Rebound verstehen, nämlich, daß eben nicht nur die vorher bestehende Symptomatik wieder auftritt, sondern mehr. Auch wir haben wie Sie gefunden, daß exzessiv hohe Dosen mit der Schwere der Entzugssymptomatik (also Psychosen, delirante Bilder, Krampfanfälle usw.) korrelieren. Wir haben aber auch schon mehrere Patienten gehabt, bei denen nach abruptem Absetzen hoher Benzodiazepindosen über Monate – z. B. eine Patientin mit 36 mg Bromazepam – keinerlei Entzugssymptomatik auftrat. Es ist also leider nicht so, daß man regelhaft dem niedergelassenen Arzt sagen könnte, welche Entzugssymptome auftreten. Es ist sicherlich richtig, daß man darauf hinweist, daß „High-dose-dependent"-Patienten ein hohes Risiko haben, schwerwiegende Entzugserscheinungen zu produzieren, aber es muß nicht so sein.

Umgekehrt kann es durchaus sein, daß Patienten, die relativ niedrige therapeutische Dosierungen hatten, nach dem Absetzen – auch ausschleichend über Wochen, über Monate – ein z. T. fast nicht glaubhaftes protrahiertes Entzugssyndrom entwickeln.

Rüther: Zur Frage der Untertherapie kann nur nach exakten epidemiologischen Untersuchungen Stellung genommen werden. Möglich ist, daß die falschen Patienten therapiert werden, und daß Benzodiazepine an Patienten verabreicht werden, die eigentlich die Präparate nicht brauchen. Zu Ihrem Hinweis, daß beim Absetzen von hohen Dosierungen nichts passiert, möchte ich Sie fragen: Haben Sie den Blutspiegel, haben Sie Urinkonzentrationen gemessen? In der Regel wird die Höhe der Dosis, wie bei allen Süchtigen, übertrieben. Das sind hysterische Persönlichkeiten, die sagen, ich habe 20 Tabletten genommen, und wenn Sie im Urin nachschauen, finden Sie fast nichts. Auf der anderen Seite weiß ich, daß man bei einer gewissen Prozentzahl auch hohe Dosierungen relativ abrupt absetzen kann. Das war über eine gewisse Zeit die Strategie unserer Suchtabteilung in der Klinik, bis die ersten Krampfanfälle, auch paranoide Psychosen, auftraten, und deswegen meine ich, sollte man nicht zur Strategie des schnellen Absetzens gehen. – Ob die Mißbrauchshäufigkeit abgenommen oder zugenommen hat, können wir heute nicht sagen. Aus der Schweiz kommen Daten, daß die Mißbrauchfälle immer häufiger werden. Die Differenzierung von Mißbrauch und psychischer Abhängigkeit nehmen wir

nach den WHO-Kriterien vor. Wenn also Benzodiazepine in zu hoher Dosierung oder nicht ärztlich indiziert verwendet werden, liegt ein Mißbrauch vor. Wenn der Patient aber das Präparat psychisch will oder eine körperliche Abhängigkeit hat, haben wir eine Abhängigkeit unterstellt. – Reboundeffekte würde ich vom einfachen Wiederauftreten der Symptomatik folgendermaßen differenzieren: Wenn im Laufe der Zeit das Symptom wieder nachläßt, handelt es sich um einen Rebound; wenn es aber über eine längere Zeit weiter bestehen bleibt, handelt es sich nicht um einen Rebound. Ein Problem stellt sich allerdings bei den langdauernden Symptomen, die nach dem Absetzen auftreten, z. B. die Depression.

Beck: Gibt es beim Totalentzug Erfahrungswerte, in welcher Zeitabhängigkeit die Symptomatik dann auftritt? Es ist ja vorstellbar, daß ein Patient, der von sich aus ein Benzodiazepin absetzt und über einige Zeit eigentlich nichts spürt, beim plötzlichen Auftreten der Symptome oft keinen Zusammenhang mehr herstellen kann zwischen dem Absetzen des Benzodiazepins und der aufgetretenen Symptomatik. Es ist denkbar, daß der Arzt ihm dann genau das verordnet, was eigentlich zu dieser Symptomatologie geführt hat.

Rüther: Wie lange nach einem Totalentzug noch Symptome auftreten können? Es hängt ab von der Halbwertszeit und von der Rezeptorenaffinität. Ich meine, was nach 6 Wochen des Benzodiazepinentzugs auftritt, so als Faustregel, würde ich nicht mehr als Entzugsphänomen bezeichnen.

Laakmann: Ich wollte noch einmal zum Absetzen der Benzodiazepine bei Patienten kommen, die eine Zusatz- oder eine Mehrfachtherapie mit verschiedenen Psychopharmaka haben. Wenn Antidepressiva, Neuroleptika oder andere Präparate von Patienten zusätzlich eingenommen werden, ist es dann genauso schwierig, Benzodiazepinderivate abzusetzen oder ist es nicht vielmehr so, daß die Absetzproblematik besonders bei Patienten auftritt, die eine Monotherapie mit Benzodiazepinderivaten haben?

Rüther: Ich glaube auch, daß Benzodiazepine in der Monotherapie schwieriger abzusetzen sind. Bei einer Mehrfachmedikation mit anderen Psychopharmaka geht das in der Regel einfacher. Auf der anderen Seite haben wir sicher in den Kliniken viele antidepressiv behandelte Patienten mit zusätzlicher Benzodiazepingabe. Häufig wird dann jedoch das Antidepressivum abgesetzt und das Benzodiazepin weiter gegeben. Dieses Problem sehe ich genauso. Ich glaube, das Bewußtsein sollte so gestärkt sein, daß man das umgekehrt machen sollte.

Gastpar: Gibt es zwischen verschiedenen Präparaten ein unterschiedliches Abhängigkeitspotential? Haben Sie Zahlen, bezogen auf die Ausstoßmenge, welche Präparate tatsächlich zu diesen protrahierten langdauernden Abstinenzsyndromen führen, oder ist das wirklich nicht präparatespezifisch? Würden Sie z. B. Trimipramin einem Benzodiazepin wie z. B. Oxazepam vorziehen?

Rüther: In unserer Klientel von Benzodiazepinabhängigen fanden wir am häufigsten Bromazepam, Lorazepam und Oxazepam. Ich möchte jedoch eine Warnung aussprechen: Die Substanzen, die genannt werden, müssen auf die Verschreibungshäufigkeit der Region umgerechnet werden, woher diese Patienten kommen. Und solange wir da nicht die realen Zahlen haben, ist alles das, was da erscheint, mehr oder weniger Spekulation. Wir können nicht sagen, daß das eine Benzodiazepin mehr süchtig macht als das andere. Auf der anderen Seite wissen wir aus unserer Studie in München, daß Bromazepam und Oxazepam am häufigsten verschrieben werden. Sollen nun Antidepressiva oder Benzodiazepine gegeben werden? Ich vertrete nach wie vor die Meinung, daß man über lange Zeit Benzodiazepine mit gutem Effekt geben kann, auch ohne daß irgendein Wirkungsverlust eintritt. Ich kann das schlafpolygraphisch nachweisen. Als Faustregel würde ich empfehlen, wenn jemand zur Schlafinduktion mehr als zwei Tabletten nehmen muß, sollte reduziert bzw. abgesetzt werden. Aber wenn man zwei Tabletten nicht überschreitet, dann kann weiter mediziert werden, wenn die Wirkung noch nicht nachgelassen hat bzw. wenn kein Toleranzeffekt da ist. Also dann sicher nicht umsetzen auf ein Antidepressivum. Z. B. Trimipramin führt zu einer REM-Schlaf-Erhöhung und hat noch andere Wirkungen. Ich glaube, das Benzodiazepin ist in diesem Falle noch indiziert.

Rothenberger: Wir als Kinderpsychiater haben ja große Sorge, Medikamentenabhängigkeiten zu erzeugen. Gibt es in Ihrer Untersuchung Hinweise darauf, wie groß der Anteil von Jugendlichen unter 18 Jahren ist, die über 1 Jahr lang Benzodiazepine nehmen, und wie würden Sie das aus Ihrer Sicht als Erwachsenenpsychiater beurteilen? Wie gefährlich sind Benzodiazepine für Jugendliche, für Kinder?

Rüther: Für Jugendliche unter 18 Jahren gibt es meiner Meinung nach eine Faustregel: Benzodiazepine bei Jugendlichen unter 18 Jahren sind nicht indiziert, wenn nicht eine Spezialindikation, wie z. B. eine Epilepsie, besteht. Die Grenze könnten Sie evtl. auch bei 16 ziehen. Aber dann gehört dieser Patient in die Hand eines Spezialisten. Vielleicht bin ich da zu hart, aber gerade wegen der Gefahr, daß dann eine Abhängigkeit auftritt, daß Probleme durch Benzodiazepine verschleiert werden, glaube ich, sollte man da sehr strikt sein.

Laakmann: Ich hätte gerne noch einige ergänzende Informationen zu der Feststellung, daß die falschen Patienten die Benzodiazepinderivate bekommen. Ist dies nicht zum großen Teil auf eine mangelnde Diagnostik zurückzuführen?

Rüther: Nach den neuesten Daten aus Amerika (Mellinger, G. D., Balter, M. B., Uhlenhuth, E. H.: Insomnia and its treatment. Arch. Gen. Psychiatry 42: 225–232, 1983) liegt die Jahresprävalenz von Schlafstörungen bei 35% der Bevölkerung, davon leidet die Hälfte davon darunter so sehr, daß sie eigentlich zum Arzt gehen müßten. Diese Patienten sind sicher nicht alle mit Benzodiazepinen oder mit anderen Präparaten behandelt, sie sind auch nicht alle untersucht. Sie sind häufig krank, kriegen die Grippe, sind anfällig für alle möglichen Krankheiten. Um diese Patienten kümmert sich niemand, und ich glaube, sie könnten wahrscheinlich mit einer geringen Benzodiazepindosis oder mit einer psychotherapeutischen Behandlung wieder ins Lot gebracht werden. Insofern kann man diese Zahlen, die epidemiologisch bei einer Krankheit gefunden werden, nicht hochrechnen und mit dem vergleichen, was man dann als Benzodiazepin-Abhängigkeit in einer epidemiologischen Untersuchung über Medikamente findet.

Laux: Das würde aber doch konkret bedeuten, daß eben diese Zahl von ca. 0,5% – 250 000 – nach dieser Überlegung sicherlich nicht zu hoch ist, sondern sich wahrscheinlich

sogar noch erhöhen würde, wenn die Behandlungsindikation ernstgenommen würde.

Rüther: Würden Sie sagen, daß alle Patienten mit Angst- oder Schlafstörungen 1 Jahr lang Benzodiazepine nehmen sollen? Bei den meisten Angsterkrankungen reicht es doch aus, die Patienten 1 oder 2 Monate zu behandeln, so daß sie gar nicht in diese Gruppe von Patienten mit langfristiger Benzodiazepineinnahme hineinfallen würden.

Laux: Ein nicht zu unterschätzender Prozentsatz der Angsterkrankungen und Schlafstörungen nimmt aber – warum auch immer – einen chronischen Verlauf und rezidiviert. Wie hoch der Prozentsatz ist, ist mir nicht bekannt. Aber eine Indikation für Langzeitverordnungen könnte man schon sehen; tatsächlich werden Benzodiazepine ja sowohl zur Anxiolyse als auch insbesondere als Hypnotika über Jahre verordnet (G. Laux und W. König, Dtsch. Med. Wochenschr. 110: 1285, 1985).

Rüther: Eine weitere Frage ist, ob wir nicht in der Therapie mit Benzodiazepinen Angstsyndrome iatrogen perpetuieren. Deswegen die Absetzpläne.

Merksätze für die Praxis zum Thema:

WELCHE VORGEHENSWEISE IST BEIM ABSETZEN LANGFRISTIG EINGENOMMENER BENZODIAZEPINE ZU EMPFEHLEN?

1. Ein *Benzodiazepin-Entzug* sollte dann erfolgen wenn:
   a) Benzodiazepine nicht mehr die Wirkung haben, die man von ihnen erwartet (Toleranzentwicklung) oder
   b) wenn die Dosierung über die empfohlene durchschnittliche Tagesdosis gesteigert wird.

2. Mit dem Patienten den *Absetzplan* besprechen (s. Plan im Text).

3. *Stationärer Entzug* sollte erfolgen:
   - bei Polytoxikomanie,
   - bei hohen Dosen von Benzodiazepinen,
   - bei Krampfanfällen in der Anamnese.

Wann Antidepressivatherapie, wann „Psychotherapie" in der Behandlung einer depressiven Erkrankung?

B. Geiselmann

Einleitung

Es soll hier versucht werden, dem Allgemeinmediziner eine Indikationshilfe für die Behandlung von Patienten mit depressiven Syndromen zu geben. Während ihm im psychopharmakologischen Bereich eine breite Palette von Möglichkeiten bis hin zur antidepressiven Infusionsbehandlung zur Verfügung steht, sind Kenntnisse in speziellen psychotherapeutischen Verfahren doch eher die Ausnahme. Das liegt an der Ausbildung wie auch an den durch die GOÄ vorgegebenen Abrechnungsmöglichkeiten. Unter „Psychotherapie" meinen wir also im folgenden nicht spezielle, etwa tiefenpsychologische oder verhaltenstherapeutische Verfahren, sondern „jede systematische Anwendung von psychologischen Regeln und jeden systematischen Einsatz psychotherapeutischer Techniken, durch die einem Kranken geholfen werden kann, sei es bei der Arbeitsplatzsuche oder sei es bei der Lösung innerer psychischer Probleme" (Linden 1979 a). Ärztliche Gespräche in diesem Sinne sollen aufklärend, angstreduzierend und an aktuellen Konflikten orientiert stützend wirken. Jeder depressive Patient braucht mehr oder weniger eine psychotherapeutische Begleitung im o. g. Sinne, ob er mit Psychopharmaka behandelt wird oder nicht. So ergibt sich in Wirklichkeit nicht die Alternative: Antidepressiva *oder* Psychotherapie, sondern: *Nur* Psychotherapie *oder auch* antidepressive Medikation?

Nicht näher eingegangen wird auf die Lithiumprophylaxe, da hier in der Regel der Nervenarzt die Indikation stellen sollte.

Diagnostische Klassifikationssysteme für Depressionen (Übersicht s. Helmchen u. Linden 1980) helfen gerade in der ambulanten Praxis bei der Indikationsstellung oft nur wenig weiter. Während im Falle der endogenen Depression die Indikationsstellung für eine antidepressive Pharmakotherapie relativ eindeutig ist (Pichot 1985), kann sie bei anderen depressiven Syndromen nicht so einfach von der diagnostischen Zuordnung abgeleitet werden. Immerhin sind etwa zwei Drittel der als psychisch krank zu bezeichnenden Patienten in der Allgemeinpraxis der heterogenen Gruppe der Neurosen und Persönlichkeitsstörungen zuzuordnen (Geiselmann u. Linden 1984). Dabei handelt es sich zum überwiegenden Teil um depressive Störungen, die von der Symptomatologie her sehr variabel sind, z. B. hypochondrisch-neurasthenischer Prägung in Verbindung mit psychovegetativen Funktionsstörungen oder mit somatischen Erkrankungen, und auch der Übergang zu Angstsyndromen ist fließend.

Deshalb soll die Indikationsstellung bei der Depressionsbehandlung im folgenden nicht Nosologie-orientiert behandelt werden, sondern nach einfachen operationalisierbaren Kriterien.

Krankheitsbezogene Kriterien

Diese beziehen sich auf Ursache, Symptomatologie und Verlauf der depressiven Störung.

Auslösende oder bedingende Faktoren

Nach Schätzungen sieht ein Allgemeinarzt durchschnittlich etwa 100- bis 125mal im Jahr, d.h. etwa 2mal in der Woche Patienten mit neu aufgetretenen psychischen Störungen. Bei etwa der Hälfte der Fälle lassen sich unmittelbar vorangegangene Ereignisse und Konflikte mit dem Ausbruch in Verbindung bringen, auch wenn ein kausaler Zusammenhang im Einzelfall schwer beweisbar ist (Cooper u. Sylph 1973). Je eher solche auslösenden oder bedingenden Ereignisse und Lebensumstände, wie etwa der Verlust eines Arbeitsplatzes oder der Ausbruch einer körperlichen Erkrankung für den Arzt erkennbar sind, und je eher auch der Patient diesen Zusammenhang akzeptieren kann, desto eher ergibt sich die Möglichkeit für einen psychotherapeutischen Ansatz. Depressive Reaktionen solcher Art, die man eher als psychosoziale Krisen denn als psychische Erkrankungen bezeichnen sollte, haben i. allg. eine gute Prognose, d.h. nach einer Zeit der Trauer oder Unsicherheit kann der Patient sich neu anpassen. Eine antidepressive Medikation kommt erst in Frage, wenn psychotherapeutische Hilfestellungen alleine nicht ausreichen, wenn Dauer und Schwere der depressiven Reaktion außergewöhnlich sind und wenn eine Chronifizierung zu befürchten ist.

Zu beachten ist, daß auch der Ausbruch einer endogen-depressiven Phase häufig mit aktuellen Lebensereignissen in Verbindung zu bringen ist. Hier sollte dagegen frühzeitig mit einer antidepressiven Medikation begonnen werden, insbesondere wenn der Patient bei einer früheren Phase schon einmal gut auf das Medikament angesprochen hat. Eine reaktive Komponente, wobei der kausale Zusammenhang immer schwer zu beurteilen ist, spricht in diesem Falle also nicht gegen eine medikamentöse Behandlung.

Zu den bedingenden Faktoren gehören körperliche und psychische Erkrankungen. Auch bei körperlich begründbaren depressiven Syndromen, etwa im Rahmen von hirnorganischen Psychosyndromen nach Schlaganfällen oder bei dementiellen Prozessen, können Antidepressiva wirksam sein. Es muß hier vorsichtig dosiert und der Patient anfangs häufig gesehen werden, weil die Gefahr von Nebenwirkungen, z.B. in Form eines Medikamentendelirs, besonders groß ist.

Depressive Syndrome kommen häufig im Rahmen von paranoiden Psychosen vor, auch ist die Suizidgefahr bei diesen Patienten groß. Hier sollte ein Nervenarzt die Indikation abklären, da Antidepressiva kontraindiziert sein können.

Bei depressiven Alkohol- oder Medikamentenabhängigen kann es wegen der pharmakologischen Interaktion gefährlich sein, ein Antidepressivum zu verordnen. Erst nach einer Entwöhnungsbehandlung wird deutlich, ob der Abhängigkeit eine behandlungsbedürftige depressive Störung zugrundeliegt, und ob medikamentös behandelt werden muß.

Akuität versus Chronizität

Die Mehrheit der depressiven Patienten, die zum Allgemeinarzt gehen, leiden an chronischen und chronisch rezidivierenden depressiven Störungen (Cooper et al. 1969). Öfter sind es ältere Menschen mit einer oder mehreren körperlichen Erkrankungen. Auf jeden Fall sollte ein solcher Patient einmal die Chance haben, durch ein antidepressives Medikament eine Erleichterung zu bekommen. Unter Umständen gelingt es ihm erst dann, seine Lebenssituation günstig zu verändern, etwa Kontakte zu knüpfen oder wieder aufzunehmen, wenn er weniger gehemmt ist und mehr Antrieb hat. Die Hoffnungen sollten allerdings nicht zu hoch gesteckt sein, denn statistisch gesehen ist die Prognose hier mit zunehmender Dauer der Depression deutlich schlechter als bei neu aufgetretenen Erkrankungen (Tyrer et al. 1980). Bei dem Behandlungsversuch ist wichtig, daß eine über mehrere Wochen ansteigende ausreichende Dosierung erreicht wurde, bevor wieder abgebrochen wird, und daß in der Erfolgsbilanz eine Übereinstimmung zwischen Arzt und

Patient erreicht wird. Der Patient muß erkennen, daß es sich um einen zunächst zeitlich begrenzten, aber konsequent durchzuführenden Behandlungsversuch handelt; nur so kann man eine psychische Fixierung auf das Medikament mit der Folge einer oft jahrelangen zweifelhaften „Erhaltungstherapie" verhindern.

Bei akut aufgetretenen depressiven Reaktionen sollte das Schwergewicht auf die psychotherapeutische Intervention gelegt werden, solange die affektive Dynamik groß und der Bezug zu einem auslösenden Ereignis deutlich ist. Gelingt es Arzt und Patient nicht, die Krise in einem Zeitraum von mehreren Wochen zu bewältigen, müßte der Patient zur weiteren Diagnostik zu einem Nervenarzt überwiesen werden. Die Einnahme eines Medikamentes in einer solchen erstmals aufgetretenen Krise könnte zur Chronifizierung beitragen, wenn nicht nach wichtigen psychodynamischen Zusammenhängen gesucht wird, und der Patient keine längerfristig tragfähigen psychischen oder sozialen Bewältigungsmechanismen entwickelt.

Wenn im akuten Falle, z. B. bei der endogenen Depression, eine klare Indikation für eine antidepressive Medikation besteht, sollte auch über die akute Phase hinweg bis zur vollen Remission behandelt werden, um eine Chronifizierung zu vermeiden (Weissman u. Klerman 1977).

Schwere der Symptomatik

Hiermit kann einmal das beobachtbare Verhalten gemeint sein, zum anderen die Schwere des Leidensdrucks, den die Symptomatik verursacht. Der Leidensdruck kann z. B. bei gehemmt Depressiven, die nicht einmal mehr weinen können, weit stärker sein als bei hysterisch-klagsamen weinerlichen Patienten.

Eine deutlich ausgeprägte depressive Symptomatik kann eine bessere Prognose bedeuten, wenn dadurch eine Diagnose und ggf. eine Indikationsstellung zu einer antidepressiven Pharmakotherapie eindeutiger gelingen.

Je schwerer die Depression am Anfang der Behandlung ausgeprägt ist, um so eindrucksvoller ist ggf. der Therapieerfolg, auch wenn nicht schnell eine komplette Remission erreicht wird. Probleme stellen eher die Patienten mit geringer ausgeprägtem Deprimiertsein dar, vor allem wenn dieses hinter psychovegetativen und somatischen Beschwerden zurücktritt. Hier kann der Verlauf bereits chronifiziert sein, wenn die Erkrankung als Depression erkannt wird. Bei milderen depressiven Syndromen ist auch die Toleranz gegenüber unerwünschten Medikamentennebenwirkungen geringer, so daß mit einer geringeren Compliance und häufigeren Behandlungsabbrüchen gerechnet werden muß (Last et al. 1985).

Art der Symptomatik

In Therapiestudien, zumindest mit trizyklischen Antidepressiva, hat sich herausgestellt, daß ein Behandlungserfolg eher zu erwarten ist, wenn - unabhängig von Nosologie oder auslösenden Faktoren - eine Symptomatologie wie bei der typischen endogenen Depression vorliegt, also z. B. Symptome wie Gewichtsabnahme, Früherwachen, psychomotorische Hemmung oder Agitiertheit usw., während neurotische, hypochondrische und hysterische Züge eher geringeren Erfolg vorhersagen (Bielski u. Friedel 1976). Auch wenn mehr auf die Persönlichkeitsstruktur Bezug genommen wird, gilt ein hoher Neurotizismuswert als ungünstiger Prädiktor (Weissman et al. 1978). Das Problem besteht aber m. E. nicht so sehr darin, das „Neurotische" am Patienten zu erkennen, sondern eher darin, bei solchen „neurotisch" oder „hysterisch" erscheinenden Patienten eine medikamentös behandelbare depressive Störung zu *verkennen*. Das gleiche gilt auch für die in der Praxis ja häufigen ängstlich-hypochondrischen und somatisierenden Patienten. So schwierig hier ein psychotherapeutischer Zugang oft ist, so genau ist andererseits zu überlegen, welchen Stellenwert eine medikamentöse Behandlung bei dem Patienten haben wird: ob er sich über die Medikamentenverordnung in seiner Klagsamkeit eher ernstgenommen fühlt, was die Arzt-Patient-Beziehung günstig beeinflußt; oder ob er Nebenwirkungen ängstlich-selbstbeobachtend überdimensional wahrnimmt und hypochondrisch verarbeitet; oder ob die Gefahr einer einseitigen psychischen Fixierung auf Pharmakotherapie entsteht.

Zwischen den Polen Angstsyndrom und Depression gibt es ein breites Spektrum ängstlich-depressiver Mischsyndrome, d. h. Angst gehört häufig zum Beschwerdebild einer depressiven Störung. Bei solchen Mischsyndromen, insbesondere wenn die Depression überwiegt, genügt meist die Behandlung mit einem Antidepressivum (Crook 1982), so daß nicht primär mit einem Anxiolytikum (mit all seinen Problemen bei längerer Verordnungsdauer) behandelt werden sollte.

Bei panikartig auftretenden Angstattacken, einem Typ von Angstneurose, mit der der Allgemeinarzt nicht selten konfrontiert wird, besteht ebenfalls eine klare Indikation, zuerst ein Antidepressivum zu geben, wenn überhaupt für eine medikamentöse Behandlung entschieden wird. (Näheres zu diesem Thema s. den Beitrag von Philipp, in diesem Heft, S. 60).

Körperliche Beschwerden haben in zweifacher Hinsicht eine wichtige Bedeutung in der Erkennung und Behandlung von depressiven Syndromen. Sie stellen bei Menschen mit körperlichen Erkrankungen Stressoren dar, die depressive Verstimmungen auslösen und aufrechterhalten können, z.B. bei chronisch rezidivierenden und behindernden Erkrankungen, wie der rheumatoiden Arthritis oder der multiplen Sklerose. Bei zu wenig Motivation für körperliche Übungsbehandlungen durch eine depressive Antriebsstörung kann sich wiederum der körperliche Zustand verschlechtern. Auf der anderen Seite gehören aber auch körperliche Beschwerden zur Symptomatologie depressiver Erkrankungen (Übersicht s. Helmchen u. Linden 1980), und sie können sogar führendes Symptombild sein, so daß es u. U. schwerfällt, das depressi-

ve Syndrom zu erkennen. Gerade in der Allgemeinpraxis ist dies schwierig, da hier ohnehin depressive Syndrome häufig mit anderen, oft chronischen körperlichen Krankheiten assoziiert sind (Katon 1982). Bevor hier mit einem antidepressiv wirkenden Medikament behandelt wird, sollte aber klar sein, daß nicht andere psychiatrische oder psychosoziale Gründe für das depressiv wirkende Klageverhalten, das im Kontrast zum somatischen Befund steht, vorliegen (Pilowsky 1978).

Krankheitsunabhängige Kriterien

Diese beziehen sich auf Merkmale, die in der Nosographie nach Ursache, Symptomatologie und Verlauf üblicherweise weniger berücksichtigt werden, die aber für die Behandlungsstrategie im Einzelfall von großer Wichtigkeit sind.

Patientenvariablen

Das Alter spielt in der Indikationsstellung für Psychotherapie und Pharmakotherapie nur eine mittelbare Rolle. Die Psychotherapie im oben definierten Sinne ist gerade bei akuten Lebenskrisen älterer Menschen unverzichtbar, zumal wenn sie alleine leben und der „Hausarzt" zur vertrautesten Bezugsperson geworden ist. Die Möglichkeiten für Lösungskonzepte, die eine Veränderung von Umgebungsbedingungen beinhalten würden, sind oft sehr reduziert, so daß der regelmäßige Arztkontakt über Jahre hinweg bewußt als psychologische Erhaltungstherapie konzipiert werden kann. Bei der Pharmakotherapie sind natürlich die veränderten pharmakokinetischen Bedingungen im Alter zu beachten.

Psychologische Patientenvariablen, die unter dem Begriff „Krankheitskonzept" zusammengefaßt werden können, bedingen als unspezifische Faktoren die Wirksamkeit und über die Compliance auch die Durchführbarkeit einer Behandlung mit (Linden 1985). Dies gilt für die Psychotherapie wie für die Pharmakotherapie. „Krankheitskonzept" beinhaltet die Einstellung des Patienten zur Krankheit und Behandlung allgemein, oder speziell vor dem Hintergrund von Vorerfahrungen, seine Meinungen, Deutungen und Vorhersagen bezüglich des gegenwärtigen Gesundheitszustandes. In der Praxis bedeutet dies, daß der Arzt sich zunächst ein Bild darüber machen muß, welche Krankheitsursachen der Patient annimmt und welche Behandlungsmethode er für sich bereit ist zu akzeptieren. Ist der Patient gegen eine klar indizierte antidepressive Pharmakotherapie eingestellt, kann gezielt psychotherapeutisch versucht werden, bessere Voraussetzungen zu schaffen, so daß er die notwendige Behandlung annehmen kann (Linden 1979 b).

Multimorbidität

Unglücklicherweise sind die psychisch kranken Patienten in der Allgemeinpraxis häufig zusätzlich noch wegen einer oder mehrerer körperlicher Erkrankungen in Behandlung (Eastwood u. Trevelyan 1972). Meist nehmen sie schon mehrere Medikamente ein, und häufig sind es ältere Menschen. Da die Möglichkeit von Medikamenteninteraktionen mit der Zahl der eingenommenen Medikamente unübersehbar ansteigt, und außerdem die Zuverlässigkeit in der Einnahme der Medikamente abnimmt (Dölle et al. 1986), ist in der Indikationsstellung für zusätzliche Psychopharmaka Zurückhaltung angebracht.

Allgemeine pharmakopsychologische Aspekte

Es ist bekannt, daß eine Vielzahl medikamentenunspezifischer Faktoren bei der Wirksamkeit einer psychopharmakologischen Behandlung eine Rolle spielen (Janke 1983). Dies sind Einflüsse, die unabhängig von oder in Wechselwirkung mit den rein pharmakologischen Effekten zu einer Verstärkung oder Abschwächung von Wirkungen und Nebenwirkungen führen können. Z. B. mögen unter ambulanten Bedingungen geringere Dosierungen schon wirksam sein als unter stationären Bedingungen, während der Patient sensibler auf Nebenwirkungen reagiert, etwa weil sich bei geistiger Arbeit sedierende Effekte behindernd bemerkbar machen. Andere unspezifische Faktoren neben den genannten therapeutischen Rahmenbedingungen sind z. B. Person und Einstellung des Arztes, die Instruktion bei der Verordnung einer Therapie, die Vorerfahrungen und Einstellungen des Patienten, die Applikationsart und das Aussehen des Medikamentes usw. Dies sind z. T. genau auch die Einflüsse, die für die Placebowirkung einer medikamentösen Therapie verantwortlich gemacht werden (Netter et al. 1986). Über die meisten der genannten unspezifischen Einflußvariablen ist aber entweder so wenig Regelhaftes bekannt, oder sie wirken so inkonstant, daß damit nicht gezielt Therapie geplant werden kann. Gerade in der Behandlung der nichtendogenen Depressionen, um die es sich größtenteils in der ambulanten Praxis handelt, ist der wirkliche pharmakologische Effekt eines Antidepressivums manchmal schwer nachweisbar; sei es, weil unspezifische Faktoren über Placeboeffekte wirksam sind, oder weil die Besserung einer spontanen Remission zu verdanken ist (Malitz u. Kanzler 1971; Raskin u. Crook 1976; Johnstone et al. 1980).

Für die Praxis ergeben sich daraus folgende Konsequenzen:

1. Psychotherapeutische Maßnahmen (bei denen spezifische und unspezifische Effekte noch schwieriger auseinanderzuhalten sind) können günstigere Voraussetzungen für eine Pharmakotherapie schaffen, indem sie Faktoren wie die Einstellung des Patienten zu Krankheit und Therapie ändern können.
2. Da Placeboeffekte oder der günstige Spontanverlauf eine Wirksamkeit des Me-

dikaments vortäuschen können, ist im Verdachtsfall, insbesondere bei chronischen oder chronisch rezidivierenden Depressionen, auch einmal die Behandlungsstrategie versuchsweise zu ändern, um eine irrationale Fixierung auf das Antidepressivum – sei es auf seiten des Arztes oder auf seiten des Patienten – zu verhindern, oder um die medikamentöse Behandlungsbedürftigkeit zu überprüfen. Es wäre z. B. auszuprobieren, ob eine psychotherapeutische Strategie allein oder auch andere Maßnahmen wie körperliche Zuwendung durch Biofeedback oder physikalische Therapie zu einer ausreichenden Besserung der depressiven Störung führen, sei es über spezifische oder über unspezifische Therapieeffekte.

Interaktionelle Aspekte

Nur kurz gestreift werden soll hier die Auswirkung der antidepressiven Pharmakotherapie auf die Arzt-Patient-Interaktion und damit auf die psychotherapeutische Beziehung. Zum einen wird von manchen Psychotherapeuten befürchtet, daß durch die symptomsupprimierende Wirkung das für den psychotherapeutischen Lernprozeß notwendige Angespanntsein im Leidensdruck vorzeitig gemildert wird und die Motivation absinkt. Zum anderen kann die Arzt-Patient-Interaktion, die mit der Verordnung eines Medikamentes einhergeht, die psychotherapeutische Beziehung stören. Doch selbst psychoanalytisch orientierte Psychotherapeuten gehen heute pragmatischere Wege und sehen in vielen Fällen durchaus Chancen in einer Kombinationsbehandlung mit Pharmakotherapie, sei sie als initiale oder passagere Begleitmedikation oder als Dauermedikation konzipiert (Rüger 1979). Einige Therapiestudien haben auch generell eine Überlegenheit von Kombinationstherapien über isolierte Pharmako- oder Psychotherapien gezeigt (Luborsky et al. 1975; Weissman 1979). Durch die Milderung einer depressiven Gehemmtheit und An-

triebsstörung kann in manchen Fällen Psychotherapie erst möglich werden; und über die Verordnung eines Medikamentes kann der Therapeut eher die traditionelle Arztrolle annehmen, so daß u. U. über eine positive Übertragung sehr schnell eine gute therapeutische Beziehung zustandekommt, wie es z. B. bei suizidgefährdeten Patienten wichtig ist.

Schlußfolgerungen

Kriterien wie die hier genannten vier krankheitsbezogenen und vier krankheitsunabhängigen stellen eine unvollständige Auswahl dar und mögen willkürlich erscheinen. Sie sind nicht einzeln und unbedingt anwendbar, sondern aufeinander zu beziehen. Erst die Struktur dieser Bezüge ergibt das Abbild eines Indikationsrationals. Entscheidend ist, daß der Therapeut eine ins Auge gefaßte Behandlung anhand rationaler Überlegungen begründen kann. Nur wenn er diese Überlegungen immer nachvollziehen kann, ist er auch imstande, seine Behandlungsstrategie anhand des Therapieerfolgs oder -mißerfolgs ständig zu verbessern und zu ergänzen.

Literatur

Bielski RJ, Friedel RO (1976) Prediction of tricyclic antidepressant response. Arch Gen Psychiatry 33: 1479–1489

Cooper B, Fry J, Kalton G (1969) A longitudinal study of psychiatric morbidity in a general practice population. Br J Prev Soc Med 23: 210–217

Cooper B, Sylph J (1973) Life events and onset of neurotic illness: An investigation in general practice. Psychol Med 3: 421–535

Crook T (1982) Diagnosis and treatment of mixed anxiety – depression in the elderly. J Clin Psychiatry 43: 35–43

Dölle W, Müller-Oerlinghausen B, Schwabe U (1986) Kombinationstherapie und Multimedikation. In: Dölle W et al. (Hrsg) Grundlagen der Arzneimitteltherapie. Bibliographisches Institut, Zürich

Eastwood MR, Trevelyan MH (1972) Relationship

between physical and psychiatric disorder. Psychol Med 2: 363–372

Geiselmann B, Linden M (1984) Psychoreaktive Erkrankungen in der Allgemeinpraxis. In: Heimann H, Foerster K (Hrsg) Psychogene Reaktionen und Entwicklungen. Fischer, Stuttgart

Helmchen H, Linden M (1980) Depressive Erkrankungen. In: Bock HE et al. (Hrsg): Klinik der Gegenwart, Bd 11. Urban & Schwarzenberg, München

Janke W (1983) Response variability to psychotropic drugs: Overview of the main approaches to differential pharmacopsychology. In: Janke W (ed) Response variability to psychotropic drugs. Pergamon Press, Oxford

Johnstone EC, Owens DG, Frith CD, McPherson K, Dowie C, Riley G, Gold A (1980) Neurotic illness and its response to anxiolytic and antidepressant treatment. Psychol Med 10: 321–328

Katon W (1982) Depression: Somatic symptoms and medical disorders in primary care. Comp Psychiatry 23: 274–287

Last CG, Thase ME, Hersen M, Bellack AS, Himmelhoch JM (1985) Patterns of attrition for psychosocial and pharmacological treatments of depression. J Clin Psychiatry 46: 361–366

Linden M (1979a) Ratschläge zur antidepressiven Psychotherapie in der Allgemeinpraxis. Dtsch Med Wochenschr 104: 713–716

Linden M (1979b) Therapeutische Ansätze zur Verbesserung von „Compliance". Nervenarzt 50: 109–114

Linden M (1985) Krankheitskonzepte von Patienten. Psychiatr Prax 12: 8–12

Luborsky L, Singer B, Luborsky L (1975) Comparative studies of psychotherapies. Arch Gen Psychiatry 32: 995–1008

Malitz S, Kanzler M (1971) Are antidepressants better than placebo? Am J Psychiatry 127: 1605–1611

Netter P, Classen W, Feingold E (1986) Das Placeboproblem. In: Dölle W et al. (Hrsg) Grundlagen der Arzneimitteltherapie. Bibliographisches Institut, Zürich

Pichot P (1985) Klinische Nosologie und Therapie der Depression. In: Hippius H, Matussek M (Hrsg) Differentialtherapie der Depression: Möglichkeiten und Grenzen. Karger, Basel

Pilowsky I (1978) A general classification of abnormal illness behaviours. Br J Med Psychol 51: 131–137

Raskin A, Crook TA (1976) The endogenous – neurotic distinction as a predictor of response to antidepressant drugs. Psychol Med 6: 59–70

Rüger U (1979) Kombination von psychiatrischer Pharmakotherapie und Psychotherapie. Nervenarzt 50: 491–500

Tyrer PJ, Edwards JG, Steinberg B, Elliott EL, Nightingale JH (1980) Prognostic factors determing response to antidepressant drugs in the psychiatric out-patients and general practice. J Affective Disord 2: 149–156

Weissman MM, Klerman GL (1977) The chronic depressive in the community: Unrecognized and poorly treated. Comp Psychiatry 18: 523–532

Weissman MM, Prusoff BA, Klerman GL (1978) Personality and the prediction of longterm outcome of depression. Am J Psychiatry 135: 797–800

Weissman MM (1979) The psychological treatment of depression. Arch Gen Psychiatry 36: 1261–1269

Diskussion

Hippius: Man sollte nicht alles, was man mit dem Patienten bespricht, von vornherein als Psychotherapie bezeichnen, denn unabhängig von den einzuleitenden Therapiealternativen sind doch grundsätzlich einige Regeln bezüglich des Umgangs mit dem Patienten zu beachten, die ich *nicht* als Therapiealternativen sehen würde. Wichtig ist das eingehende Gespräch mit dem Patienten, zu dem man sich Zeit nehmen und gegebenenfalls auch nur ruhig zuhören muß.

Gastpar: Nach unserer Erfahrung haben sich folgende drei Kriterien bewährt, nach denen der Allgemeinarzt die Erfolgswahrscheinlichkeit einer Antidepressivatherapie abschätzen kann: 1. Stabilität der Symptomatik über die Zeit; 2. Schweregrad des depressiven Syndroms; 3. Endogenität (vor allem basierend auf der Familienanamnese). Je deutlicher die drei Charakteristika ausgeprägt sind, desto bessere Wirkung entfalten Antidepressiva.

Philipp: Meiner Meinung nach sollte der Allgemeinarzt auf der einen Ebene die Frage der Pharmakotherapie-Indikation prüfen und sich völlig unabhängig davon auf einer orthogonal dazu stehenden anderen Achse auf die Lebenssituation und die Persönlichkeit des Patienten einstellen sowie sich ein psychodynamisches Konzept zurechtlegen. Danach sollte er sich orientieren, ob er entweder mit der unabhängig davon entschiedenen Gabe von Psychopharmaka oder dem Verzicht darauf eine kleine Psychotherapie macht oder ob er nach oder während einer Pharmakotherapie eine Überweisung zu einem Psychotherapeuten vornimmt oder eben entscheidet, ob beides nicht notwendig ist.

Geiselmann: Hierzu möchte ich Ihnen voll zustimmen; der Erfolg einer Antidepressivatherapie ist um so weniger wahrscheinlich, je weniger Symptome einer typischen endogenen Depression vorliegen. Desto mehr Gewicht bekommen dann psychotherapeutische Interventionen. Das ist aber nicht unbedingt ein positives Kriterium für die Psychotherapie, sondern eher ein negatives gegen eine Pharmakotherapie. Es besteht also nicht unbedingt eine echte Alternative zwischen Psychotherapie und Pharmakotherapie.

Schüssler: Ich möchte noch einmal an die von Herrn Philipp erwähnten orthogonalen Achsen anknüpfen. Wenn wir das ärztliche Gespräch als Psychotherapie auffassen, und das ist es ja, dann kann es sich ja nur um die Frage eines Mehr oder Weniger handeln. Auch der endogen Depressive muß in diesem Sinne psychotherapeutisch betreut werden, natürlich anders, als der neurotisch Erkrankte. Die Richtlinien von Herrn Geiselmann können da sicherlich eine Hilfe liefern.

Wiegand: Wenn eine ausgeprägte „major depression" vorliegt, sollte man eigentlich nie einen Behandlungsversuch mit Antidepressiva plus stützendem Gespräch versäumen. Erst wenn ein Therapieerfolg ausbleibt, wird es m.E. wichtiger, daß man sich fragt, wie lange verschiedene Antidepressiva eingesetzt werden sollen oder ob eine spezifische Psychotherapie eingeleitet werden soll. Für die erste Indikationsstellung ist die Entscheidung Psychotherapie oder Antidepressivatherapie gar nicht so ausschlaggebend. In unserem Haus haben wir vor einigen Jahren bei stationären, eindeutig neurotisch-depressiven Patienten eine kognitive Verhaltenstherapie mit einer kognitiven Verhaltenstherapie plus medikamentöse Therapie verglichen. Die Kombinationstherapie war bei dieser rein neurotisch-depressiven Gruppe deutlich der spezifischen Psychotherapie überlegen. Es sollte also nicht schon von vornherein anhand dieser Liste eine Entscheidung für oder gegen die Psychotherapie bzw. medikamentöse Therapie getroffen werden.

Hippius: Daß der Erfolg einer physikalischen Therapie nur über Suggestionseffekte vermittelt wird, würde ich relativieren. Jede Therapie, die einem Menschen die Möglichkeit vermittelt, eigenes Körpererleben zu empfinden, ob durch eine Tanztherapie oder durch physikalische Therapie, geht m.E. über den Suggestionseffekt hinaus. Gerade das Erleben des eigenen Körpers und die Identifizierung mit diesem Erleben halte ich für einen wichtigen Stützpunkt der sog. averbalen Psychotherapie.

Merksätze für die Praxis zum Thema:

WANN ANTIDEPRESSIVATHERAPIE, WANN
PSYCHOTHERAPIE IN DER BEHANDLUNG EINER
DEPRESSIVEN ERKRANKUNG?

1. Versuchen Sie nicht, unter allen Umständen die Entscheidung ob medikamentöse Behandlung oder Psychotherapie von einer nosologischen Zuordnung der Erkrankung des Patienten abhängig zu machen.

2. Wichtige Entscheidungskriterien für die Antidepressiva-Therapie:
   - Schwere der Depression,
   - Chronifizierung,
   - Kontext des depressiven Syndroms, z. B. zusätzlich paranoide Syndrome.

3. In der Regel ist eine Kombination von medikamentöser und Psychotherapie zu empfehlen. Die Gewichtung der beiden Therapien sollte nach den obengenannten Kriterien unterschiedlich sein.
   Merke: Auch im Alter sind eine psychotherapeutische Führung im weiteren Sinne und eine sozialpsychiatrische Intervention wichtig.

Umgang mit dem depressiven Patienten in der Praxis des niedergelassenen Arztes

H. Hippius

In Fortbildungsveranstaltungen von Allgemeinärzten wird häufig die Frage gestellt, was unter einer *„kleinen Psychotherapie"* zu verstehen sei und welche psychotherapeutischen Maßnahmen ein Allgemeinarzt in der Praxis durchführen könne.

Bevor man diese Frage stellt, sollte man einmal über ein viel einfacheres Problem nachdenken, das gerade bei der Behandlung von depressiven Patienten eine wichtige Rolle spielt:

Das ist der ärztliche *Umgang* mit dem Patienten, der keine Psychotherapie im engeren Sinne ist - obwohl er oft den Stellenwert einer Psychotherapie hat! Das wird uns Ärzten immer dann vor Augen gehalten, wenn uns ein wiedergesundeter depressiver Patient berichtet, wie das erste Gespräch auf ihn gewirkt hat. Gerade der depressive Patient bedarf des Gesprächs - auch wenn der Arzt anfänglich den Eindruck gewinnt, daß dieser Patient im Grunde gar nicht sprechen möchte. Mit jedem depressiven Patienten muß ein ausführliches Gespräch geführt werden. Der Arzt sollte sich hierzu viel Zeit nehmen, er darf nicht unter Zeitdruck stehen.

Wichtig ist ferner die Intensität der Zuwendung. Berichtet der depressive Patient spontan, aber sehr langsam, über seine Beschwerden, so kann ein solches Gespräch über eine Stunde und länger dauern; dennoch darf der depressive Patient nicht zur Eile gemahnt werden. Das Gespräch dient nicht nur dazu, Informationen zu gewinnen - der depressive Patient muß im Gespräch erleben, daß er vom ärztlichen Gegenüber angenommen wird.

Spürt der Arzt Widerstand gegenüber einem Gespräch im Hinblick auf die aktuelle Krankheit und die Beschwerden, so gelingt es oft dennoch im Laufe eines längeren Gesprächs, hierüber Auskunft zu erhalten. Ausgangspunkt des Gesprächs sollte dann nicht die Frage nach aktuellen Problemen und Beschwerden sein, sondern die Bitte um einen *Bericht über die Lebensgeschichte*. Man sollte versuchen, sich nicht nur auf Lebensdaten und Fakten zu beschränken, sondern sich auch ein Bild davon machen, welchen Stellenwert Personen und Ereignisse im *subjektiven Erleben* des Patienten haben. In diesem Zusammenhang kann man den Patienten auch fragen, wie er sich die Hilfe, die man ihm als Arzt geben kann, vorstellen würde.

Oft ist der depressive Patient in seiner Gehemmtheit ein wortkarger Gesprächspartner und empfindet das schleppende Gespräch selbst als Qual. Dann liegt es am Arzt, das Gespräch so zu führen, daß es für den Patienten nicht quälend wird, wenn eine Pause im Gespräch eintritt. Oft ist es nicht einfach zu erfassen, ob es dem Patienten leichter fällt, auf Fragen zu antworten oder einen spontanen Bericht abzugeben. Genauso schwierig ist es zu erkennen, inwieweit es den Patienten erleichtert, wenn in dem Gespräch der Arzt vergleichsweise viel spricht oder wenn er sich nur auf ein ermutigendes „hm, hm" beschränkt.

Viele Patienten erwarten vom Arzt eine beruhigende, jedoch gleichzeitig ausführliche und sachliche Information. Sie wollen über ihre Krankheit, über die Prognose ihrer Krankheit, über die Möglichkeiten der Behandlung und über den zu erwartenden Behandlungsverlauf informiert sein.

Der Arzt sollte dem Patienten zunächst seine *diagnostischen Überlegungen* mitteilen und daß die absolute Gewißheit besteht, daß die depressive Phase überwunden werden kann.

Der nächste Schritt besteht darin, dem Patienten die *Behandlungsmöglichkeiten* aufzuzeigen und ihn über den *Therapieplan* zu informieren.

Soll der Patient mit Antidepressiva behandelt werden, so muß er über die möglichen Nebenwirkungen, über den Zeitverlauf des Wirkeintritts, über mögliche plötzliche Stimmungsschwankungen nach bereits eingetretener Besserung und über das Therapieziel aufgeklärt werden.

Die Therapieziele sollten nicht zu weit gesteckt, sondern in einzelnen Etappen beschrieben werden, die nur schrittweise erreicht werden können.

Die Latenzzeit der antidepressiven Wirkung kann dadurch überbrückt werden, daß man mit dem Patienten ein erstes *Therapieziel* vereinbart. Im Vordergrund steht hier die Behandlung der oft als quälend empfundenen Schlafstörung. Man kann dem Patienten erklären, daß ihm das Antidepressivum verhilft, wieder besser zu schlafen.

Zweites Therapieziel ist die Behandlung der Depression. Hier muß der Patient über die 1–2 Wochen dauernde Latenzzeit aufgeklärt werden, bevor sich ein antidepressiver Effekt zeigt.

Ein weiterer wichtiger Punkt ist, mit dem Patienten auf jeden Fall das Problem der *Suizidalität* anzusprechen. Wichtig ist zu fragen, inwieweit der Patient schon Suizidversuche vorgenommen bzw. konkrete Vorstellungen über die Durchführung eines Suizids hat. Auch Fragen nach Suizidversuchen anderer Familienmitglieder sollten gestellt werden. Das Fehlen tragfähiger Bindungen, unheilbare Krankheiten oder Alkoholismus stellen ebenfalls eine starke Suizidgefährdung dar.

Die Abschätzung der Suizidalität ist wohl der schwierigste Teil des Gesprächs, aber gerade davon hängt es ab, inwieweit der Patient in der ambulanten Praxis behandelt werden kann oder ob er an einen Facharzt bzw. in eine Klinik überwiesen werden muß.

Zum Schluß sollte man sich noch überlegen, inwieweit man – mit dem Einverständnis des Patienten – die Familie mit einbezieht, da sehr viele interaktionelle Prozesse die weitere Entwicklung des depressiven Patienten beeinflussen. Von den wichtigen Einflußpersonen sollte man wissen, wie die Grundeinstellung zu dem Patienten, zu seiner Krankheit und deren Verlauf ist.

Es ist wichtig, dem Patienten die *Depression als Krankheit* begreiflich zu machen. Viele Patienten können die Depression nicht als Krankheit akzeptieren, da für sie kein greifbares organisches Korrelat vorhanden ist und sie möglicherweise keine körperlichen Beschwerden o. ä. haben.